INHALT

Einleitung 8

1. TAG
DIE RICHTIGE KÖRPERSPANNUNG

Auf den eigenen Körper hören 11
Test: Wie entspannt bist du? 12
Bewegungen, die du besser bleiben lässt 13

2. TAG
ENTSPANNUNG IST ERLERNBAR

Locker und entspannt sein – mach dich damit vertraut 17
☺☺ **Jederzeit ruhig und gelassen** 18
Ganzkörperentspannung 18
☺ **Kurze Entspannung zwischendurch** 22
7 Sekunden – ganz genau 22
Gesichtsentspannung 23
Die Baumsymbolik 25
☺☺ **Jederzeit ruhig und gelassen** 27
Kinhin – Gehmeditation 27
Asanas **oder hinduistische Unerschütterlichkeit** 29
☺☺ **Jederzeit ruhig und gelassen** 30
Shashankasana – Mondhaltung 30
Makarasana – Krokodilhaltung 33

3. TAG
DIE KUNST DES ATMENS

Tanke Sauerstoff	37
☺ **Kurze Entspannung zwischendurch**	38
Die Bauchatmung	38
Der summende Atem	41
Den Atem anhalten	41

4. TAG
NEUE KRAFT SCHÖPFEN DURCH WASSER & LICHT

Widme dich liebevoll deinem Körper	45
☺☺ **Jederzeit ruhig und gelassen**	46
Warm duschen zur Entspannung	46
Kalt duschen für Vitalität	47
Das Entspannungsbad	48
Das Detox-Bad	51
Das regenerierende Fußbad	52
Das Sonnenbad	55

5. TAG
DIE KRAFT DER BERÜHRUNG

Stärke dich	59
☺☺ **Jederzeit ruhig und gelassen**	60
Körper und Gesicht berühren	60
☺ **Kurze Entspannung zwischendurch**	62
Palmieren der Augen	62
Palmieren der Augen warm und kalt	64

Selbstmassage – was bringt's?	65
☺☺ **Jederzeit ruhig und gelassen**	65
Selbstmassage des Bauches	65
Selbstmassage der Füße	68
Selbstmassage des Rückens	70
Akupressur	71
☺ **Kurze Entspannung zwischendurch**	71
Erste Akupressur	71
Zweite Akupressur	72
Dritte Akupressur	72

6. TAG
GEISTIGE HARMONIE HERSTELLEN

Entrümple deinen Kopf	75
Reinige deinen Geist	76
☺☺ **Jederzeit ruhig und gelassen**	77
Schädliche Vorstellungen loswerden	77
Reinigung mit weißem Licht	78

7. TAG
DIE KRAFT DES POSITIVEN DENKENS

Entwickle einen konstruktiven Gedanken	81
☺ **Kurze Entspannung zwischendurch**	82
Positives Denken entsteht aus Worten	82
Pflanze den Gedanken des Morgens	82
Tasche mit positiven Gedanken	84
☺☺ **Jederzeit ruhig und gelassen**	85
Sankalpa	85

8. TAG
LACHEN GEGEN TRÜBSINN

Stärke deine Lebenskraft	89
Bestandsaufnahme: Was erfreut dich?	90
☺☺ **Jederzeit ruhig und gelassen**	91
Beobachte dich	91
Test: Abstand gewinnen	93
☺ **Kurze Entspannung zwischendurch**	94
Nährendes Lächeln	94

9. TAG
SICH VERWÖHNEN – DAS BESTE BERUHIGUNGSMITTEL

Öffne dich dem Genuss	97
Bestandsaufnahme	98
☺☺ **Jederzeit ruhig und gelassen**	99
Lebensfreude hier und jetzt	99
☺ **Kurze Entspannung zwischendurch**	100
Finde deine Express-Entspannung	100
Sinnesgenüsse heben die Stimmung	101
☺☺ **Jederzeit ruhig und gelassen**	102
Entspannende Speisen	102
☺ **Kurze Entspannung zwischendurch**	103
Speisen, die beleben	103
☺☺ **Jederzeit ruhig und gelassen**	104
Kräutertees	104

10. TAG
DAS LEBEN IN FARBE SEHEN

Male dein Wesen aus	107
☺☺ **Jederzeit ruhig und gelassen**	108
Die Farbe, die dir guttut	108

11. TAG
MIT SICH FRIEDEN SCHLIESSEN

Hand-Yoga zur Beruhigung	107
☺ **Kurze Entspannung zwischendurch**	112
Namaskar Mudra	112
Jñana Mudra	113

12. TAG
DAS GEHEIMNIS DER GELASSENHEIT

Akzeptiere, was du nicht ändern kannst	117
Test: Bist du gelassen?	118
☺ **Kurze Entspannung zwischendurch**	119
Dehnen, ein Wundermittel	119
Den Körper an- und entspannen	121
☺☺ **Jederzeit ruhig und gelassen**	122
Der Lotussitz	122
Test: Lebst du bereits Gelassenheit?	123
Die 10 Gebote der Gelassenheit	126
Bücherempfehlungen	127

Einleitung

Wenn zu viel Arbeit und Stress den Alltag prägen und du dich immer häufiger müde, gereizt und getrieben fühlst, dann solltest du unbedingt innehalten und wieder lernen, dich zu entspannen – und zwar schleunigst! Körper und Seele zur Ruhe zu bringen kann auf tausenderlei Art geschehen: Massagen, Mudras, bewusstes Atmen, Visualisieren und Entspannungsübungen können dir das Leben rasch angenehmer machen.

Sämtliche Techniken, die in diesem Buch vorgestellt werden, wurden ausgewählt, weil sie ganz einfach und erstaunlich wirksam sind. Sie entstammen Traditionen aus aller Welt und sind größtenteils in ihrer Anwendung ein Genuss: Spüre innerhalb weniger Minuten die wohltuende Wirkung einer tiefen körperlichen Entspannung. Lerne im Handumdrehen, deine aufgewühlten Gedanken zu beruhigen und geistig in einen Ozean heiterer Gelassenheit einzutauchen.

Jegliche Spannungen lösen sich auf, der Herzschlag verlangsamt sich, du wirst emotional ausgeglichener und sparst außerdem Nervenkraft. Schlaflosigkeit, Migräne oder andere chronische Beschwerden verschwinden und du kannst endlich ganz entspannt uneingeschränkt Lebensfreude empfinden.

Die Techniken helfen bei den unterschiedlichsten Situationen des Alltags, auch bei Notfällen. Lerne sie in den nächsten 12 Tagen kennen und probiere sie aus. So führen dich die Tests, Tricks, Ratschläge, Rezepte und Anleitungen Schritt für Schritt zu einem gelasseneren und glücklicheren Leben.

Wir alle haben schon Momente der angenehmen körperlichen und geistigen Entspannung erlebt. Solche Augenblicke sind allerdings viel zu selten, nicht wahr? Meist schnappt im Alltag die Stressfalle zu und Anspannung, Angst, Schmerz usw. belasten Körper und Geist. Doch das ist kein unabwendbares Schicksal, mit dem wir uns abfinden müssen. Im Gegenteil: Du kannst dem Stress aktiv den Rücken kehren und dafür sorgen, dass Gelassenheit wieder am Zug ist.

Entspannung ist uns allen zugänglich – also nutze sie!

In diesem Buch wirst du zwei Arten von Techniken kennenlernen, die sich ergänzen und Wege zu einer gelassenen Haltung erschließen.

Ein Smiley ☺ kennzeichnet Techniken der **kurzen Entspannung zwischendurch**, die physische und psychische Anspannung **sofort** verringern. Du solltest sie immer dann anwenden, wenn du Angst hast, Sorgen oder Zweifel an dir nagen oder es dir an Selbstvertrauen mangelt, denn diese Methoden bilden eine wirkungsvolle Intensivbehandlung.

Zwei Smileys ☺☺ weisen auf Techniken hin, die dir zeigen, wie du **jederzeit ruhig und gelassen** sein und **dauerhaft** tiefe, unerschütterliche Gelassenheit in dir aufbauen kannst.

Gut zu wissen

- Je häufiger du die in diesem Buch vorgestellten Techniken und Kenntnisse wiederholst, umso besser kommst du damit zurecht und umso wirksamer sind sie. So kannst du dir neue Horizonte erschließen und dich Situationen stellen, die du aufgrund von Stress und Ängsten bislang nicht angegangen bist.
- Versuche gar nicht erst, perfekt zu sein. Tu nur das, was dir möglich ist.
- Nimm dir vor, dich bei der Durchführung einer Technik ganz auf dein Tun zu konzentrieren.

DIE RICHTIGE KÖRPERSPANNUNG

Auf den eigenen Körper hören

Alle Experten sind sich einig: Eines der Geheimnisse der Gelassenheit liegt in einem guten Körpergefühl. Viel zu häufig spannen wir im Alltag Muskeln an, die wir gerade nicht brauchen. Vielleicht beißt du, sobald du dich auf ein Problem konzentrierst, automatisch die Zähne zusammen oder ziehst die Schultern hoch, wenn du in einer Warteschlange stehst. Das sind ganz unbewusste Bewegungen, die deinen Körper einseitig belasten und in unnötiger Anspannung halten.

Mach dir an deinem ersten Entspannungstag also bewusst, wie oft du bestimmte Muskeln, die nicht mit im Spiel sein sollten, dennoch einsetzt. Beim Essen, Trinken, Autofahren, Telefonieren … So verbessert sich mit der Zeit dein Körpergefühl und es gelingt dir, eine gesunde Körperspannung zu erreichen.

Test: Wie entspannt bist du?

Klammerst du dich beim Fahren an das Lenkrad?
Ja **Nein**

Wenn du dich mit jemandem unterhältst, neigst du dich tendenziell in seine Richtung?
Ja **Nein**

Hast du häufig Nacken- und Schulterverspannungen?
Ja **Nein**

Sind beim Fernsehen Teile deines Körpers angespannt?
Ja **Nein**

Sind deine Fäuste normalerweise geschlossen?
Ja **Nein**

Deine Ja-Antworten überwiegen: *Du bist wirklich nicht gerade entspannt! Anscheinend verkrampfst du häufig einzelne Körperteile, ohne dass es dir bewusst ist. Dein Körper arbeitet unnötig, was zu Spannungen und großer Energieverschwendung führt. Arbeite daran, dich bewusst zu entspannen, und vergiss nicht, dich im Alltag zu beobachten.*

Deine Nein-Antworten überwiegen: *Bravo! Du schaffst es, die Momente, in denen du bestimmte Muskeln ins Spiel bringen musst, von den Momenten zu unterscheiden, in denen das nicht nötig ist.*

Bewegungen, die du besser bleiben lässt

- Das Telefon und/oder Lenkrad oder vergleichbare Dinge zu fest umklammern

- Zu häufig die Schultern hochziehen

- Zu oft den Nacken anspannen

- Ständig das Gesäß zusammenkneifen und/oder die Zähne zusammenbeißen oder andere Teile des Körpers anspannen.

- Mit geballten Fäusten durchs Leben gehen

- Die großen Zehen einziehen

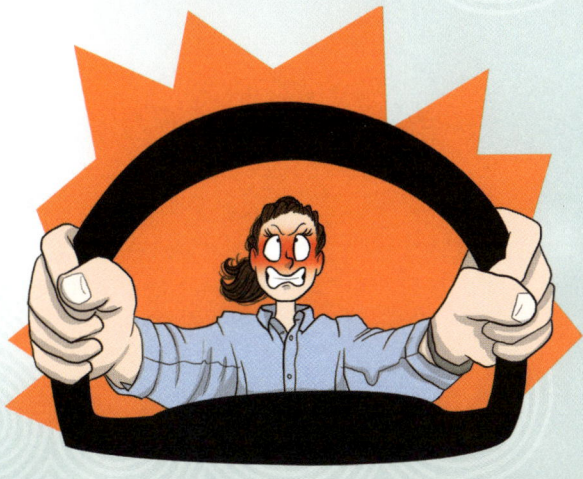

1. TAG

KURZER CHECK-UP

Wie oft spanne ich unnötig Muskeln an?

Ziele, die ich mir gesetzt habe, um eine gesunde Körperspannung zu erreichen:

. . . .

1. TAG

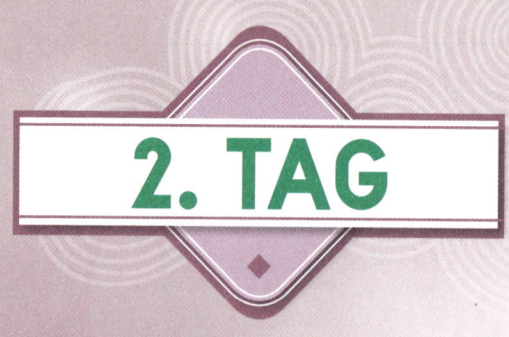

ENTSPANNUNG IST ERLERNBAR

Locker und entspannt sein – mach dich damit vertraut

Wahrscheinlich hast du gestern schon festgestellt, wie oft du im Alltag körperlich angespannt und verkrampft bist. Deshalb übst du heute ganz gezielt, lockerzulassen, damit sich Blockaden und andere Spannungen lösen. Nach und nach verbessert sich die Durchblutung, die Atmung vertieft sich und der Herzschlag wird ruhiger. Das wiederum führt dazu, dass du dich auch emotional mehr in Balance fühlst. Aber auch Schlaflosigkeit, Migräne und kleine Beschwerden verschwinden.

☺☺ Jederzeit ruhig und gelassen

Ganzkörperentspannung

Diese Technik ist die Grundlage aller Entspannungsübungen. Wenn du sie beherrschst, kannst du auch den bestmöglichen Nutzen aus den weiteren Praktiken ziehen, die du in diesem Buch noch kennenlernen wirst.

Hinweise zur Durchführung

Lies bei deinen ersten Entspannungsübungen erst einmal den gesamten Anleitungstext durch und lass ihn kurz auf dich wirken. Die Ganzkörperentspannung kann je nach verfügbarer Zeit und den Umständen abgewandelt werden, improvisiere ruhig. Stehen dir beispielsweise nur zehn Minuten zur Verfügung, dann schließe einfach die Tür deines Büros, setz dich aufgerichtet mit lockeren Schultern auf einen Stuhl und strecke, falls möglich, die Beine aus.

Auch wenn es zunächst anstrengend erscheint, sich auf die einzelnen Körperpartien zu konzentrieren, hat die Übung doch eine entspannende Wirkung. Es ist wichtig, dass du nutzt, was dir zur Verfügung steht, und dich entsprechend anpasst. Um eine tiefe Entspannung zu erreichen, kannst du dich an einem ruhigen Ort bequem auf den Rücken legen. Das kann dein Bett oder eine Yogamatte sein, aber auch im Gras oder im warmen Sand ist die Übung möglich – warum nicht? Deck dich zu oder halte eine dicke Wolljacke griffbereit,

> Wenn du einschläfst, ist das ein Zeichen dafür, dass du Schlaf sehr nötig hast!

denn durch das ruhige Sitzen oder Liegen kühlt man leicht aus. Je länger du in dieser Haltung verharrst, umso länger halten die positiven Auswirkungen an. Lass dich von sanfter, sehr langsamer Musik leiten, falls dir das hilft, locker zu werden.

TIPP

==Verweile bei bestimmten Körperpartien==, die du besonders entspannen möchtest. Du kannst auch Stellen, die du gerade nicht spüren willst, übergehen. ==Probier einfach aus, was dir guttut.== Vielleicht möchtest du den folgenden Text auch auf dein Handy sprechen und dich die ersten Male so durch die Anleitung führen?

DEIN WOHLFÜHLCOACH RÄT:

Richte deine Aufmerksamkeit ganz auf das Fühlen der Körperpartien. Wenn deine Gedanken abschweifen, kehre bewusst zum Atem oder zum Spüren deines Körpers zurück. Das fördert die Entspannung, denn auf diese Weise wirst du zwangsläufig dazu gebracht, aus deinem Alltagsdenken herauszutreten und Abstand zu gewinnen.

Ablauf

1. Schritt: *Schließe die Augen und komme erst einmal ganz bei dir im Hier und Jetzt an. Spüre das Gewicht deines Körpers auf dem Boden oder auf dem Stuhl. Lausche dem Geräusch deiner Atemzüge.*

2. Schritt: *Start des Atmens (siehe Atmung ab Seite 36). Lege die Hände auf den Bauch und atme drei- oder viermal in den Bauch hinein, so langsam wie möglich.*

2. TAG

3. Schritt: *Spüre von unten nach oben das Gewicht aller Körperteile. Spüre das Gewicht deiner Füße, deiner Beine, des Beckens, des Bauches, des Brustkorbs, des Rückens, der Schultern, der Arme, der Hände und des Kopfes. Überlass dich ganz deinem Gewicht.*

4. Schritt: *Nimm nun jede Körperregion nacheinander wahr und entspann sie ganz und gar.*

- *Beginne damit, dich ganz auf die Füße zu konzentrieren. Lass die Zehen ganz locker. Entspann nun die Fersen. Spüre die Auflagepunkte der Waden und entspann sie ebenfalls.*
- *Versuche, die Form und den Umfang der Oberschenkel wahrzunehmen, und lass sie locker.*
- *Deine Beine sind angenehm entspannt.*
- *Spüre die Auflagepunkte des Beckens, seine Form und seinen Umfang. Konzentriere dich auf das Becken und lockere es. Gib dieser Entspannung Zeit; sie breitet sich nach und nach im gesamten Beckenbereich aus.*
- *Konzentriere dich jetzt auf den unteren Rücken, den Lendenwirbelbereich, und entspann ihn.*
- *Lenk deine Aufmerksamkeit auf den Bauch. Lass die Bauchmuskeln sich weiten. Der Bauch dehnt sich, gib ihm dafür Zeit. Auch alle inneren Organe dehnen sich aus.*
- *Spüre den oberen Rücken, lass ihn seinen Platz auf dem Boden finden. Der obere Rücken liegt bequem auf dem Boden, lass ihn mehr und mehr Raum einnehmen. Nun breitet sich die Entspannung im gesamten Brustbereich aus, auf der Haut, im Brustinneren.*

Spüre, wie die Schultern schwer werden, und lass sie in ihrer Schwere sinken. Spüre auch, dass deine Arme und Hände schwer sind.

- Der Nacken entspannt sich und du nimmst dir Zeit, das Gewicht deines Kopfes bewusst wahrzunehmen. Lass den Schädel locker, die Kopfhaut, die Schädelknochen, das Gehirn. Geh nun zum Gesicht und lass die Entspannung zur Stirn vordringen. Deine Stirn ist glatt, die Entspannung breitet sich auf den Punkt zwischen den Augen aus. Verweile einen Augenblick bei diesem Punkt. Lass Augen, Augenlider, den Raum um die Augen herum locker. Die Wangenknochen entspannen sich, dann die Wangen, der Kiefer, das Kinn. Der Mund wird locker, die Lippen, das Mundinnere, die Zunge, der Gaumen und auch das Zahnfleisch.
- Das Gesicht ist ganz gelöst. Das rechte Ohr entspannt sich, dann das linke Ohr. Du bist angenehm entspannt und kannst dich selbst in diesem Zustand der umfassenden Entspannung bewusst wahrnehmen.

TIPP

Wenn du in der Lage bist, leicht eine tiefe Entspannung zu erreichen, dann kannst du von diesem ganz entspannten Zustand aus wieder zur Spannung zurückkehren, sobald du es möchtest. Ansonsten gib dir etwas Zeit, atme noch ein paar Mal bewusst ein und aus, gähne ausgiebig, rekle dich und kehre erst dann wieder in den Alltag zurück.

😊 Kurze Entspannung zwischendurch

7 Sekunden – ganz genau

Wo auch immer du gerade bist, zu jeder Tageszeit, an jedem Ort kannst du diese Sofort-Erholung ausprobieren. Falls du vorher die Ganzkörperentspannung gemacht hast, wird die Wirkung der 7-Sekunden-Übung dadurch verstärkt.

Hinweise zur Durchführung

Atme mehrmals tief ein und aus und konzentriere dich. Zähle rückwärts von sieben bis null und wandere dabei mit deiner Aufmerksamkeit abwärts vom Kopf bis zu den Füßen. Bei null bist du viel entspannter als zuvor.

Ablauf

- **7 -** Ich lasse Kopf und Gesicht locker.
- **6 -** Ich lasse Schultern, Arme und Hände locker.
- **5 -** Ich lasse die Brust und den oberen Rücken locker.
- **4 -** Ich lasse meinen Bauch und den unteren Rücken locker.
- **3 -** Ich lasse das Becken locker.
- **2 -** Ich lasse die Beine locker.
- **1 -** Ich bin entspannt – so, wie ich es mir vorgenommen hatte.

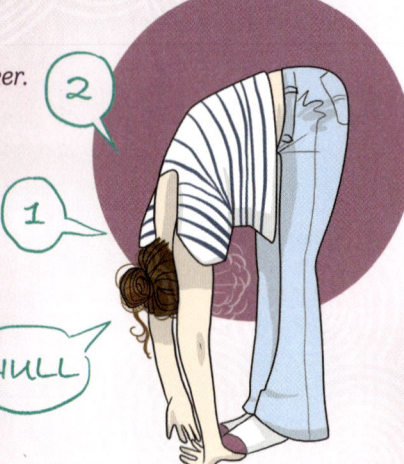

Gesichtsentspannung

Jeder Teil des Gesichts, so heißt es, entspricht einem Organ unseres Körpers. Das Gesicht zu entspannen führt in wenigen Minuten zu einer umfassenden Gesamtentspannung.

Ablauf

1. Schritt: *Spüre das Gewicht deines Kopfes. Der Kopf wird immer schwerer. Nimm die Auflagepunkte des Kopfes wahr.*

> Die Übung ist leichter, wenn der Kopf auf einer Stütze ruht.

2. Schritt: *Versuche, den gesamten Schädel und dann das Gesicht wahrzunehmen.*

3. Schritt: *Konzentriere dich auf den Kopf und entspann die Kopfhaut, die Schädelknochen und das Gehirn.*

4. Schritt: *Spüre die gesamte Gesichtshaut, fühl die Luft auf deiner Haut.*

5. Schritt: *Nimm deine glatte Stirn wahr. Stell dir vor deinem geistigen Auge vor, dass du mit deinem Finger über die Stirn fährst und sie glättest.*

6. Schritt: *Lass die Augenbrauen locker und glätte geistig die Zornesfalte. Deine Augenlider werden locker und rund um die Augen breitet sich Entspannung aus.*

2. TAG

7. Schritt: *Die Entspannung breitet sich auf die Wangenknochen, Wangen, Kiefer und Kinn aus.*

8. Schritt: *Die Nase wird locker, ebenso wie die Nasenflügel und die Nasenlöcher.*

9. Schritt: *Der Bereich um die Lippen und die Lippen selbst entspannen sich. Die Entspannung breitet sich auch im Mund aus. Zunge, Gaumen, das Wangeninnere und das Zahnfleisch sind ganz gelöst. Dein ganzes Gesicht atmet Gelassenheit.*

So ist's richtig!

Im Ruhezustand soll die Zunge leicht am Gaumen anliegen, die Zungenspitze befindet sich hinter den Schneidezähnen.

Tipp

Bei den Entspannungsübungen fließt Energie. Mach die Stellen ausfindig, wo sich Blockaden gebildet haben, die die Energie aufstauen. Spüre diese Punkte immer genauer, berühre sie, um sie besser wahrzunehmen. Mit etwas Geduld und bei regelmäßiger Wiederholung werden diese empfindlichen und manchmal schmerzenden Bereiche verschwinden.

Die Baumsymbolik

Du fühlst dich unausgeglichen, durcheinander, angegriffen, bist körperlich und seelisch aus dem Tritt geraten? Dann wird dich die folgende Technik umgehend stärken und neu beleben. Sie etabliert langfristig eine grundlegende Stabilität und sorgt für das richtige Gleichgewicht im Alltag.

> Entspannung – das geht auch im Stehen!

Wenn du täglich die Technik der Baumsymbolik wiederholst, lernst du nicht nur, dich gut zu entspannen, sondern du verbesserst auch deine Haltung. Wir sitzen im Alltag ohnehin viel zu viel! Durch die bewusste körperliche Aufrichtung bei dieser Übung kann die Energie frei fließen und versorgt den Körper mit Kraft. So kann der Organismus seine Rolle uneingeschränkt wahrnehmen.

2. TAG

Hinweise zur Durchführung

Stell dich aufrecht hin, die Beine etwa hüftbreit auseinander, sodass du im Gleichgewicht bist. Die Arme hängen locker herab, der Kopf ist gerade.

Ablauf

1. Schritt: *Schließe die Augen, atme ein paar Mal bewusst ein und aus.*

2. Schritt: *Stell dir nun vor, du bist ein Baum. Denke dir deinen Körper als einen kräftigen Baumstamm, fest, stark, stabil. Stell dir vor, dass deine Füße Wurzeln schlagen, die in den Boden eindringen und sich fest verankern. Und dass aus deinem Kopf Äste zum Himmel emporwachsen und dich auf diese Weise mit ihm verbinden.*

DEIN WOHLFÜHLCOACH RÄT:

Bei dieser Visualisierung kannst du die Bilder einfach kommen lassen, sie aber auch bewusst entwickeln und dich dabei von einem Baum inspirieren lassen, der dir besonders gut gefällt. Du kannst diesen Baum aber auch erfinden. Lass den Baum von einer Sitzung zur nächsten immer kraftvoller werden.

TIPP

Warte nicht erst ab, bis du bereits zu angeschlagen bist, um etwas für dich zu tun. Gewöhne dir an, dich mit Himmel und Erde zu verbinden sobald du einen Fuß auf den Boden setzt, zum Beispiel morgens und vielleicht mehrmals am Tag.

ZUM VERTIEFEN

Nachdem du die Technik der Baumsymbolik, vollendet hast, bleib noch in dieser Stellung und entspanne alle Teile des Körpers von unten nach oben oder von oben nach unten.

☺☺ Jederzeit ruhig und gelassen

Kinhin – Gehmeditation

Entspannung ist durchaus möglich, ohne sich hinzulegen. Wenn du bewusst und achtsam ein paar Schritte gehst, lenkt dich das bei Niedergeschlagenheit oder starker Unruhe wieder in die richtige Bahn. Denn die sehr langsame Gehweise führt zu körperlich-geistiger Ausgewogenheit.

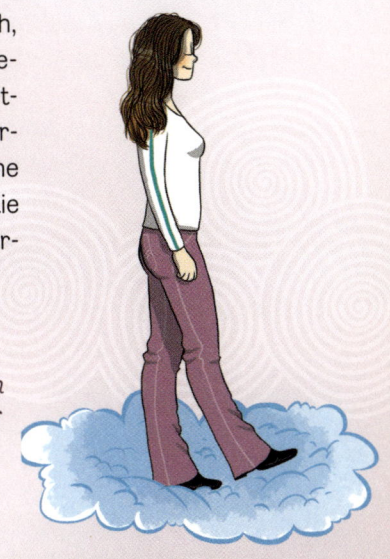

Hinweise zur Vorbereitung

Übe diese Gehmeditation an einem ruhigen Ort (im Wohnzimmer, auf einem Waldweg …) ein. Wenn du sie besser beherrschst, kannst du sie einsetzen, um zwischen zwei hektischen Situationen zur Ruhe zu kommen.

Ablauf

1. Schritt: *Stell dich aufrecht hin, mit aufgerichteter Wirbelsäule, das Kinn etwas eingezogen, der Nacken leicht gespannt. Der Blick ruht sanft etwa zwei Meter vor dir. Die Füße stehen nebeneinander, aber nicht zu nah, damit du fest im Gleichgewicht bleibst. Lockere die Schultern und lass die Arme hängen.*

2. Schritt: *Atme zur Vorbereitung dreimal in den Bauch hinein.*

3. Schritt: *Hebe dann beim nächsten Einatmen den rechten Fuß leicht an. Nimm in dieser Bewegung alle Bein- und Fußgelenke, so klein sie auch sind, bewusst wahr.*

4. Schritt: *Atme aus. Setz während der gesamten Ausatmung den rechten Fuß langsam und fest vor den linken. Spüre auch dort die Bewegung: Verankere zuerst die Ferse; roll dann den ganzen Fuß gut ab, drücke deine Zehen fest auf den Boden; spüre dabei insbesondere den großen Zeh. Beende eine Sekunde lang deine Ausatmung, ohne dich zu bewegen. Dann atme wieder ein und hebe den linken Fuß.*

5. Schritt: *Fahre fort und achte Schritt für Schritt auf deinen Atem, pass nach und nach deinen Gang an den Atem an, der ganz natürlich tiefer und ruhiger wird.*
Jeder findet schließlich den Rhythmus, der ihm entspricht.
Geh etwa 20 Atemzüge lang geradeaus.

So ziehst du den vollen Nutzen aus der Übung

Nimm die Empfindungen, die mit den Bewegungsabläufen verbunden sind, aufmerksam wahr, besonders die Momente, in denen du dein Bein anspannst und locker lässt.
Richte die Aufmerksamkeit auf deine gesamte Körperhaltung.

Asanas oder hinduistische Unerschütterlichkeit

Ein paar Yogahaltungen, *Asanas* genannt, in unseren Alltag zu integrieren, ist gut gegen steife Muskeln und kurbelt die Energie an.

Mithilfe von Asanas zu energetischer Ausgewogenheit finden

Durch die Yoga-Haltungen spürst du, wie das Leben im Körper pulsiert, die Energie wird kanalisiert, du findest wieder zu deiner ausgewogenen Dynamik. Die Welt um dich herum scheint zu verstummen. Oder betrachtest du die Hektik um dich her nur mit mehr Abstand?

Hinweise zur Vorbereitung

Übe die Asanas möglichst in einem ruhigen, gut gelüfteten Raum. Trage bequeme Kleidung, die den Körper nicht einengt. Führe die Haltungen auf einer Matte aus.

Gut zu wissen

Der Yoga, aus dem entfernten Indien zu uns gelangt, erobert schon seit Jahren Körper und Herzen im Westen. Der Grund liegt auf der Hand: Wir brauchen die Haltungen nur auszuführen, um ihre positiven Auswirkungen kurz- und langfristig zu spüren. Die etwa tausend *Asanas*, die auf Atmen, Strecken, Beugen und Drehen basieren, fördern Beweglichkeit und Muskelkraft. Die innere Massage und die tiefe Entspannung, die sich nachweislich daraus ergeben, machen Yoga zu einem ganzheitlichen Weg zur Gesundheit.

Achtung!

Nicht auf das Ziel kommt es an, sondern auf die innere Arbeit, die in diesem Augenblick in Gang kommt.

2. TAG

☺☺ Jederzeit ruhig und gelassen

Shashankasana – Mondhaltung

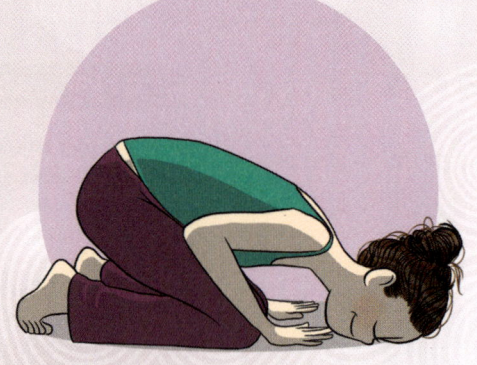

Der Mond ist das Gestirn, dessen Schwingungen uns neue Kraft verleihen. Dieses Asana wird oftmals auch »Der Hase« genannt.

Ablauf

1. Schritt: *Geh in den Fersensitz: Ober- und Unterschenkel liegen übereinander; die Fußsohlen sind ausgestreckt und liegen an den Gesäßbacken. Die Knie sind ganz leicht geöffnet, damit du im Gleichgewicht bleibst. Der Rücken ist gerade, der Nacken gestreckt. Du kannst die Augen offen oder geschlossen halten.*

2. Schritt: *Lege nun beim Einatmen die Hände vor der Brust zusammen wie im Gebet.*

3. Schritt: *Lege beim Ausatmen die Hände vor die Knie und lass dich nach vorn sinken, bis deine Stirn den Boden berührt. Achte darauf, dass das Gesäß dabei nicht zu sehr abhebt (siehe Abbildung links).*

4. Schritt: *Atme in dieser Haltung einige Male ein und aus.*

5. Schritt: *Um in die Ausgangslage zurückzukehren, atme ein, während du langsam die Wirbelsäule aufrollst. Die Hände gleiten dabei nach hinten, folgen der Bewegung und finden wieder ihren Platz.*

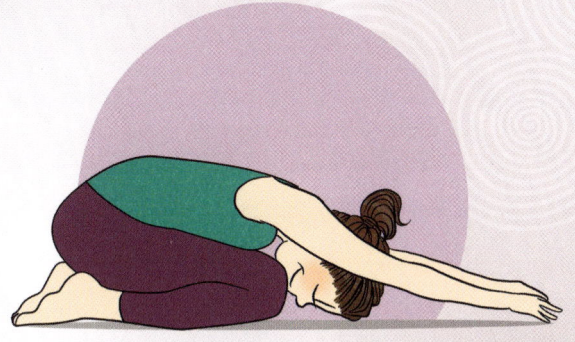

Wenn du noch weitergehen möchtest
Nach dem dritten Schritt:

4. Schritt: *Lass die Hände nach vorn gleiten, bis sie sich flach in Verlängerung der Schultern befinden.*

5. Schritt: *Roll den Kopf etwas ein. Die obere Stirn berührt den Boden (siehe Abbildung oben).*

2. TAG

6. Schritt: *Bleib mehrere Atemzüge lang in dieser Haltung, bevor du die Hände mit den Handrücken nach unten am Körper vorbei zurückgleiten lässt und sie neben deinen Fersen ablegst. Die Stirn bleibt die ganze Zeit entspannt am Boden.*

7. Schritt: *Atme in dieser Embryohaltung so oft ein und aus, wie du möchtest.*

Übe behutsam, denn wenn diese Haltung ungewohnt ist, kannst du besonders in den Knien ein Ziehen verspüren. Erzwinge also nichts. Wenn du die Übung regelmäßig ausführst, werden die Spannungen im unteren Rücken und in den Trapezmuskeln verschwinden.

Achtung!

Führe diese Haltung nicht aus, wenn du empfindliche Knie hast.

Makarasana – Krokodilhaltung

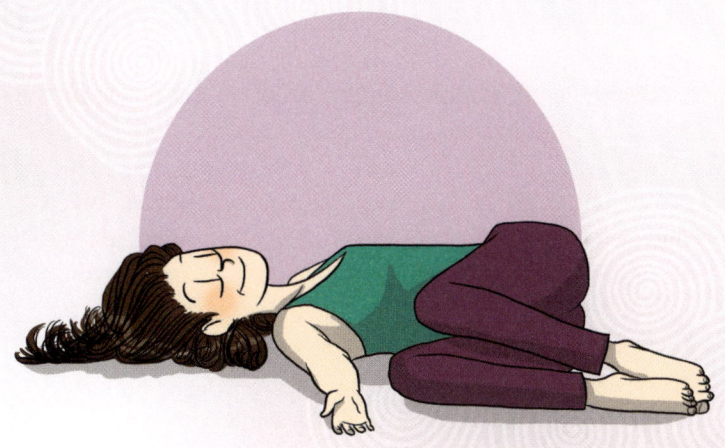

Ablauf

1. Schritt: *Nimm die Rückenlage ein, ganz entspannt. Breite beide Arme in Schulterhöhe zur Seite aus und spüre, wie dein Körper schwer wird.*

2. Schritt: *Atme dreimal in den Bauch hinein. Lass dir dabei Zeit.*

3. Schritt: *Jetzt stell die Beine auf und zieh eines nach dem anderen an den Bauch.*

4. Schritt: *Lass nun zuerst das rechte Bein nach rechts sinken, bis es den Boden berührt. Dann folgt das linke Bein, aber nur so weit, dass die linke Schulter fest am Boden bleiben kann.*

2. TAG

5. Schritt: *Dreh nun sanft den Kopf nach links, ohne es zu sehr zu forcieren. Die linke Schulter bleibt nach wie vor am Boden.*

6. Schritt: *Atme in dieser verdrehten Haltung dreimal aus und ein.*

7. Schritt: *Versuche, deine Haltung bei jeder Ausatmung ein bisschen weiter auszudehnen.*

8. Schritt: *Um zur Ausgangshaltung zurückzukehren, dreh den Kopf nach rechts und winkle die Beine an. Zieh sie an den Körper und umarme sie mit verschränkten Fingern. Kippe langsam auf den Rücken. Strecke die Beine dann vorsichtig wieder aus. (Achte bei dieser Bewegung auf den unteren Rücken – spann die Bauchmuskeln gut an.) Öffne langsam die Arme, breite sie aus und bring den Kopf wieder in eine Linie mit dem Oberkörper.*

9. Schritt: *Spüre in der Rückenlage ein paar Atemzüge nach.*

10. Schritt: *Nimm diese Haltung auch mit der anderen Körperseite ein. Versuche jeden Tag, ein paar Atemzüge länger in der Haltung zu bleiben.*

Möglicherweise kannst du den Kopf nicht so drehen, wie du es gern hättest; vielleicht bleibt die Schulter nicht auf dem Boden und du hast das Gefühl, bei dir sei alles zu »eng« oder verkürzt. Übe sanft und achtsam weiter, ohne etwas zu erzwingen. Spätestens nach sechs Tagen wirst du die Haltung schon ein bisschen bequemer finden. Die körperliche und psychische Entspannung danach stellt sich dagegen sofort ein.

Es wäre wirklich schade, dieses Asana nicht auszuprobieren – es dauert nur wenige Minuten, aber das darauffolgende Wohlbefinden ist enorm.

KURZER CHECK-UP

Welche positiven Auswirkungen habe ich nach dem Üben beider Haltungen gespürt? . . . .

. . . .

. . . .

. . . .

. . . .

. . . .

. . . .

. . . .

. . . .

. . . .

. . . .

. . . .

. . . .

. . . .

. . . .

. . . .

. . . .

. . . .

Meine Lieblingshaltung: . . . .

2. TAG

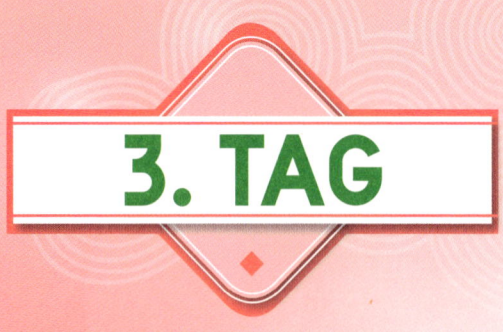

DIE KUNST DES ATMENS

Tanke Sauerstoff

Sind Körper und Geist ausreichend mit Sauerstoff versorgt, löst sich Stress einfach in Luft auf. Das hat jedoch nichts mit Hexerei zu tun, sondern ist ein simpler physiologischer Prozess: Sauerstoff ist für uns lebenswichtig. Kommt es zu einem Mangel, sind wir müde, sorgenvoll, haben Kopfschmerzen und werden reizbar. 90 Prozent unseres Sauerstoffs erhalten wir aus der Luft, 10 Prozent aus Nahrung und Wasser. Der Atem ist also unsere beste Sauerstoffquelle. Die alten Meister einiger Weisheitstraditionen wussten das und erhoben das Atmen zur Kunst. Die unsichtbare Schnur, die uns an das Leben knüpft, lässt sich auf verschiedene Arten ausbilden und formen. Im Folgenden findest du wirkungsvolle Techniken, die dich garantiert wieder ins Gleichgewicht bringen.

☺ Kurze Entspannung zwischendurch

Die Bauchatmung

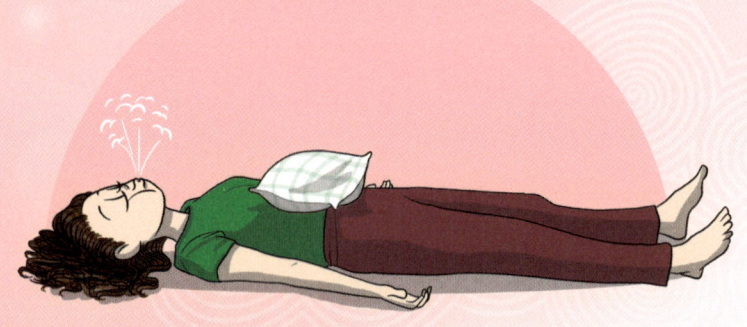

Die Bauchatmung lindert kleine und große Beschwerden und wirkt anregend, wenn wir erschöpft sind. Als Basis aller Atemtechniken öffnet sie uns die Tür zu körperlichem und geistigem Gleichmut. Sie ist die Atmung, die wir ganz natürlich in uns tragen, die wir bereits ausüben, wenn wir zur Welt kommen. Sie ist tief, nährend und belebend. Die Bauchatmung erlahmt mit zunehmendem Alter. Nicht, dass wir diese Technik vergessen würden, aber im täglichen Stress entwickeln wir eine ungesunde Körperspannung, sodass unser Zwerchfell, das notwendig ist, damit die tiefe Atmung funktioniert, immer unbeweglicher wird und seine Rolle als Blasebalg nicht mehr ausübt. Ergebnis: Es mangelt uns an Sauerstoff.

Beim Einatmen kommt zu wenig Sauerstoff in den Organismus, um eine Beruhigung oder eine einfache Belebung zu ermöglichen. Beim Ausatmen ist der Ausstoß von Toxinen nur oberflächlich. Auf den folgenden Seiten bringst du deine tiefe Bauchatmung wieder in Gang – in weniger Zeit, als du gebraucht hast, um diese Atmung zu verlernen. Du wirst sehen: Diese Art zu atmen stabilisiert deinen Geist und Körper dauerhaft.

> Sich wohlfühlen – körperlich und geistig

Hinweise zur Vorbereitung

Lege dich bequem auf den Rücken hin an einen ruhigen, ungestörten Ort. Stell einen Wecker auf fünf Minuten ein. Schieb ein flaches Kissen unter die Knie, sodass diese leicht gebeugt sind und dein Rücken entspannt ist. Die Arme liegen seitlich am Körper.

Ablauf

1. Schritt: *Lege dir ein Buch oder ein Kissen auf den Bauch.*

2. Schritt: *Atme durch die Nase ein und konzentriere dich auf den Bauch: Er soll sich beim Einatmen so ausdehnen, dass das Buch spürbar angehoben wird.*

3. Schritt: *Wenn du nicht weiter einatmen kannst, atme durch die Nase aus. Die Luft entweicht und der Gegenstand auf deinem Bauch senkt sich. Wenn du nicht weiter ausatmen kannst, atme wieder ein und blähe den Bauch erneut auf, bis die fünf Minuten vorbei sind.*

Diese kurze Sitzung wird dich auf der Stelle in eine wohltuende Entspannung versetzen.

Achtung!

Wahrscheinlich fühlt sich dein Bauch beim Einatmen irgendwie eng und fest an. Ist das Atmen mühevoll? Das ist durchaus nicht ungewöhnlich: Es liegt am schon erwähnten »faulen« Zwerchfell, dem es Probleme bereitet, sich plötzlich wieder zu bewegen. Doch vertraue fest darauf: Du wirst es durch regelmäßige Übung so kräftigen, dass es erneut voll einsatzfähig wird.

Führe diese Übung am besten mehrmals täglich aus, bis du das Gefühl hast, deine Atmung sei vollkommen gelungen, genauer: dass der Bauch weich ist und sich ohne ruckartige Bewegungen mit Luft füllt und diese wieder entlässt. Es kann eine Weile dauern, bis es reibungslos klappt. Sei geduldig und halte durch, denn dein gesamtes Wohlbefinden steigert sich dadurch.

Zum vertiefen

Die Bauchatmung im Stehen ist das angestrebte Ergebnis. Wir verbringen viel Zeit im Stehen und es ist wichtig, dass in diesen Momenten die Sauerstoffversorgung gewährleistet ist. Doch ausgerechnet dann fehlt sie uns.

Tipp

Konzentriere dich vor allem auf die Ausatmung.
Je vollständiger du ausatmest, umso mehr kannst du deine Lunge bei der Einatmung mit Luft füllen. Bemüh dich vor allem, die Luft vollständig auszustoßen.

Der vermehrte Sauerstoffzufluss kann körperliche Reaktionen wie leichte Benommenheit oder Kribbeln hervorrufen. Diese Erscheinungen sind harmlos. Lass es in diesen Fällen dennoch langsamer angehen und atme zwischendurch weniger tief weiter.

Der summende Atem

Beruhigendes Summen

Meist sind wir von zu viel Lärm und Unruhe umgeben, prasseln zu viele Aufgaben oder Sinneseindrücke auf uns ein. Wenn dich eine Überdosis von Reizen zu überfluten droht, verliere nicht die Nerven! Schotte dich umgehend gegenüber der Welt ab und wende dich deinem Inneren zu. Lege mit geschlossenen Augen die Mittelfinger auf die Ohren und lausche. Plötzlich bist du in das sanfte Summen deines Atems eingehüllt, der aus der Tiefe deines Körpers heraus klingt. Dieses Summen lullt dich ein, bewirkt, dass du in deine innere Höhle eintrittst. Die Welt verblasst für einen Moment. Das genügt, um wieder Kraft für den Umgang mit anderen zu finden.

Den Atem anhalten

Eine Rettungsboje bei extremer Unruhe

Du bist nervös, empfindlich, reagierst übertrieben dünnhäutig? Die Kontrolle über Körper und Geist entgleitet dir, ängstigende Vorstellungen und diffuse Anspannung haben dich erfasst? Dann wende diese Methode an:

Hinweise zur Vorbereitung

Mach es dir bequem, im Sitzen oder Liegen. Die Technik funktioniert auch im Stehen, wenn du bereits mit der Vorgehensweise vertraut bist.

3. TAG

Ablauf

1. Schritt: *Atme so tief ein, wie du kannst.*

2. Schritt: *Halte die Luft an und zähle bis drei.*

3. Schritt: *Atme vollständig aus.*

4. Schritt: *Zähle mit leeren Lungen bis drei, bevor du wieder mit Schritt 1 weitermachst.*

Es ist am besten, die Übung in diesem Rhythmus fünf- bis sechsmal oder, wenn es zeitlich passt, auch öfter auszuführen.

ZUM VERTIEFEN

Verlängere die Pausenzeiten zwischen dem Ein- und Ausatmen.

KURZER CHECK-UP

Welche wohltuenden Auswirkungen habe ich nach diesen Atemübungen gespürt? ....

Meine Lieblingsübung: ....

3. TAG

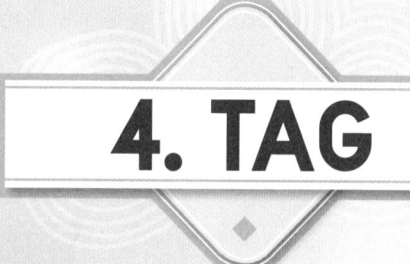

4. TAG

NEUE KRAFT SCHÖPFEN DURCH WASSER & LICHT

Widme dich liebevoll deinem Körper

Wasser auf der nackten Haut reinigt nicht nur den Körper, sondern auch Seele und Geist, wenn wir es als Reinigungsritual einsetzen. Wir können uns vorstellen, dass es uns von allem Negativen, Belastenden befreit, und fühlen uns hinterher wie neugeboren.
Tauchen wir gänzlich in warmes Badewasser ein und lassen uns darin treiben, können wir uns sogar wieder so geborgen fühlen wie einst im Bauch unserer Mutter.

Ein Vorteil der Dusch-»Beregnung« liegt darin, dass sie rasch und ohne großen Aufwand wirkt. In wenigen Minuten fühlst du dich entweder entspannt oder belebt, je nachdem, wie stark der Wasserstrahl ist und welche Temperatur er hat. Ein ausgiebiges Bad ist zeitlich natürlich aufwendiger, kann jedoch in seiner Wirkung so entspannend sein wie ein Kurzurlaub.
Und auch im Sonnenlicht lässt sich wundervoll »baden«. Die vitalisierende und regenerierende Wirkung spürst du vor allem in den grauen Herbst- und Wintermonaten.

😊😊 Jederzeit ruhig und gelassen

Warm Duschen zur Entspannung

Lass das Wasser wie warmen Regen in Kaskaden über deinen Körper fließen. Spüre, wie sich dabei alle Muskeln entspannen, wie sich Knoten und Blockaden lösen. Verharre besonders bei den Stellen, die dir Probleme bereiten. Entspannung stellt sich im Handumdrehen ein, lässt dich aber weder müde noch schlapp werden.

Zum Vertiefen

Nutze die Reinigungskraft des Wassers für Körper, Geist und Seele. Stell dir vor, wie das Wasser, das über deine Haut rinnt, alles fortspült, was dich physisch, psychisch oder emotional belastet. Benenne das, was du loswerden willst, deutlich.
Beispiel: unangenehme Erinnerungen, negative Gefühle, Erschöpfung usw.

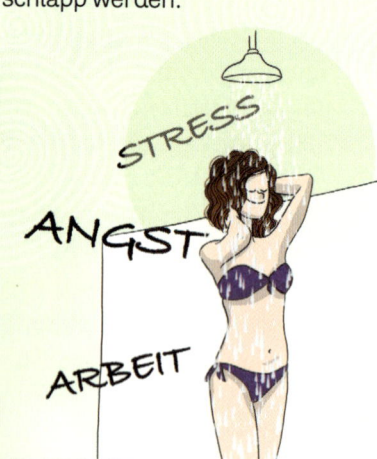

Kurzer Check-up vor dem Duschen

Wovon möchte ich mich befreien?
. . . .
. . . .
. . . .

Kalt Duschen für Vitalität

So gewöhnst du dich ans kalte Duschen

Geh nicht abrupt vor, sondern führe den erfrischenden Wasserstrahl langsam von den Fußsohlen aufwärts bis zum Oberkörper. Der Lohn dieses Wassergusses ist die enorme Vitalität, die du anschließend empfindest. Alle Müdigkeit schwindet, die Lebensenergie kehrt zurück, ebenso wie eine seltene körperliche Leichtigkeit. An warmen Tagen kannst du die kalte Dusche hemmungslos genießen!

Achtung!

Lass kaltes Duschen im Winter lieber sein. Der Körper benötigt seine gesamte Wärme, um mit den Gegebenheiten fertigzuwerden. Er tut sich schon mit dem geringsten Wärmeverlust schwer.

Wusstest du's?

Kaltes Wasser auf der Haut verengt unsere Venen und Arterien. Die Blutzirkulation wird dadurch verlangsamt. Da das Herz auf diese Weise einen geringeren Blutzufluss zu bewältigen hat, kann es langsamer pumpen. Es kann sich also ausruhen.
Auf der Haut bewirkt kaltes Wasser, dass sich die Poren zusammenziehen, sodass die Haut straffer wird.

Falls du dennoch bei kalter Witterung den Kreislauf in Schwung bringen oder dich abhärten willst, dann dusche erst ganz normal warm und nur zum Schluss kurz kalt, wie oben beschrieben. Rubbel dich anschließend kräftig trocken.

4. TAG

Das Entspannungsbad

Nimm dir eine Auszeit

Nach einem arbeitsreichen Tag geht nichts über ein echtes Anti-Stress-Bad. Wärme ist angesagt: 37° C ist die ideale Temperatur, um entspannen zu können. Wenn du dich im Wasser rekelst, lindert das Erschöpfung, Mattigkeit, ja sogar leichte depressive Stimmungen. In diesem Moment geht es endlich nur um dich! Sorge dafür, dass du bei deinem Rendezvous mit dir selbst nicht gestört wirst, schalte das Telefon aus, lass sanfte Musik laufen und tu deinen Augen etwas Gutes, indem du sie schließt oder das Licht dimmst. Denke auch an deinen Nacken und schiebe ein kleines Kissen oder Ähnliches darunter.

Lass einfach los. Die spezielle Schwerelosigkeit des Körpers, der leicht vom Wasser getragen wird, entlastet Arme, Beine und den Rücken. Alles Schwere, was auf dir lastet, wird für den Augenblick aufgehoben. Durch die Wärme erweitern sich die Poren der Haut, so werden Giftstoffe ausgeschwemmt. Tauche auch mit dem Kopf unter und du wirst sehen: Die Gedanken lösen sich im Wasser auf! Lege danach einen Augenblick die Hände auf den Bauch und atme ruhig. Genieße diese zauberhafte Auszeit!

TIPP

Ein solches Bad ist ideal bei Schlaflosigkeit.

ZUM VERTIEFEN

Wenn du die Badezimmertür schließt, lässt du die Gedanken und Sorgen des Tages draußen… Auch dein Gehirn muss sich erholen können.

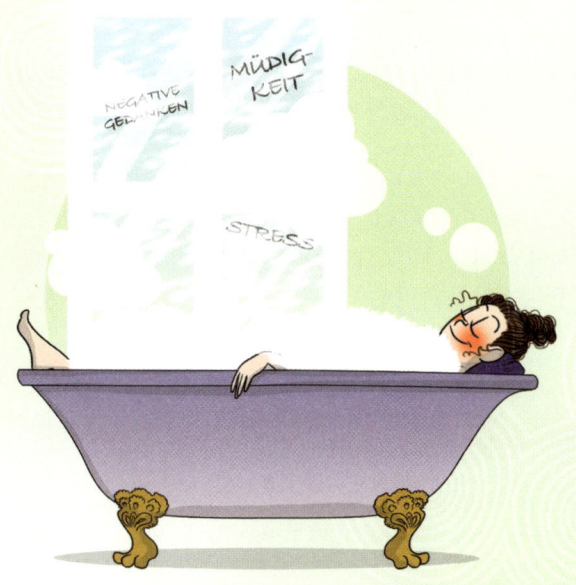

Badezusätze, die du unbedingt probieren solltest

Wenn du dem Wasser ätherische Öle hinzufügst, verstärkt das die gewünschte Wirkung, denn die Öle haben einen deutlichen Einfluss auf das zentrale Nervensystem und somit auf die Stimmung: Sie können sowohl beruhigend als auch anregend wirken. Wichtig ist die Qualität, nimm daher nur 100 Prozent naturreine (Bio-)Öle. Ein paar Tropfen Sandelholz-, Kamille-, Neroli- oder Lavendelöl im Badewasser genügen schon, um herrlich zu entspannen (beachte bitte den Hinweis auf Seite 54!). Du kannst aber auch andere Duftnoten zusammengießen und dadurch überraschende Mischungen kreieren. Probiere aus, in dein Badewasser 15 Tropfen Lavendelöl und fünf Tropfen Süßorangenöl oder jeweils

4. TAG

drei Tropfen der folgenden ätherischen Öle zu geben: Lavendel, Mandarine, Geranie, Basilikum. Variiere die Genüsse. Du kannst auch Lindenblütentee einrühren (500 g dürften genügen) oder im warmen Badewasser ein Gemisch aus grobem, nicht raffiniertem Meersalz und etwa zwölf Tropfen Zitronenöl auflösen.

So fühlst du dich wieder energiegeladen

Wenn du nach dem Baden kurz kalt duschst, bringt das deinen Kreislauf in Schwung, kräftigt die Muskeln und schließt die Poren der Haut wieder.

ACHTUNG!

Um die Wirkung des heißen Wassers abzumildern, steige zunächst in lauwarmes Wasser und heize es dann auf, indem du so lange heißes Wasser nachfließen lässt, bis die gewünschte Temperatur erreicht ist. Für das Baden gilt natürlich dasselbe wie für alle anderen schönen Dinge: Man muss wissen, wann man aufhört. 10 bis 20 Minuten Badezeit sind ideal.

Wenn Körper- und Wassertemperatur in etwa übereinstimmen, wird der Körper keinen extremen Einflüssen ausgesetzt und braucht sich nicht gegen zu viel Hitze oder Kälte zu verteidigen. In beiden Fällen wird das Herz stark beansprucht. Im Winter sollte das Wasser eher wärmer sein.

> Auch bei 27–34 °C wirkt sich die Wärme des Badewassers positiv aus.

Das Detox-Bad

Möchtest du entgiften? Dann leite alles aus, was dir schadet. Reinige dich von innen. Das Entgiftungsbad tut dir gut, wenn du das Gefühl hast, dass dein Körper durch Arbeitsstress, Schlafmangel, ungesundes Essen oder zu viel Alkohol überlastet ist.

Das Bad im Meer – ein »Jungbrunnen«

Meerwasser reinigt Körper und Geist, sobald wir darin eintauchen. Schon seit der Antike sind seine Heilkräfte bekannt. Kein Wunder, dass wir nicht nur im Winter vom Strandurlaub träumen! Wenn wir darin baden, werden durch das Konzentrat aus Mineralsalzen Mangelerscheinungen ausgeglichen. Wenn du die Möglichkeit hast, dich täglich 20 Minuten ins Meer zu stürzen, und sei es nur ein paar Tage lang, wird dein Immunsystem dadurch fürs ganze Jahr gestärkt.

Salz im Badewasser

Auch wenn der Badespaß nicht ganz vergleichbar ist – zumindest die positiven Auswirkungen des Salzes sind genauso stark wie im Meer.

Ablauf

1. Schritt: *Löse zwei Kilo grobes, naturbelassenes Meersalz in gerade so viel heißem Wasser auf, wie notwendig ist.*

2. Schritt: *Gieße diese Mischung am nächsten Tag in dein Badewasser.*

3. Schritt: *Bade höchstens 20 Minuten darin.*

4. TAG

4. Schritt: *Wenn du mit aufgeheiztem Körper aus der Wanne steigst, mach es wie am Strand: Trockne dich nicht ab. Streiche überschüssiges Wasser auf der Haut mit den Händen ab.*

5. Schritt: *Wickle dich in ein Handtuch und mach es dir an einem Ort bequem, an dem du es ganz warm hast, damit du richtig schwitzt und so die Giftstoffe ausgeleitet werden.*

6. Schritt: *Bleib so lange in Ruhestellung, bis dein Körper seine Temperatur stabilisiert hat. In diesem Moment setzt die Aufnahme der Mineralien und Spurenelemente ein, die sich auf deiner Haut abgesetzt haben. Gib ihnen noch eine Weile Zeit, deinen Körper zu durchdringen und mit den positiven Eigenschaften des Meersalzes zu nähren. Dusche dann in Ruhe mit Süßwasser und genieße die Vitalität, die dich durchströmt.*

DAS REGENERIERENDE FUSSBAD

Müde Füße entspannen

Unsere Füße haben es nicht leicht – sie tragen und stützen uns ein Leben lang und werden häufig bei der Pflege ziemlich vernachlässigt. Dabei entspricht jede Körperregion einer bestimmten Zone an den Fußsohlen, von der ausgehend sie beeinflusst werden kann. Diese Reflexzonen, die quasi den gesamten Fuß bedecken, zeichnen die Spuren unseres Alltags auf, spiegeln unsere Erfahrungen, Spannungen, unsere

> Naturreines Meersalz mit Gütesiegel enthält kostbare Mineralien.

Freuden und Leiden wider. Wenn wir unsere Füße waschen, reinigen wir also symbolisch unseren ganzen Körper.

Ablauf

1. Schritt: *Nimm ein Fußbad in lauwarmem Wasser, in das du Meersalz gegeben hast.*

2. Schritt: *Entspanne die Füße, streiche sanft darüber, um den Blutfluss wieder zu harmonisieren. Bürste sie behutsam, um Toxine auszuleiten.*

3. Schritt: *Lege ein paar Glasmurmeln in die Wanne und lass sie unter den Fußsohlen hin und her rollen. Drücke dabei so stark auf die Murmeln, wie es sich gut für dich anfühlt.*

4. Schritt: *Um den venösen Rückfluss anzuregen, dusche die Füße, Fersen und Waden ab und lass das Wasser immer kälter werden. Beginne bei den Fußsohlen, indem du den Duschkopf im Uhrzeigersinn über die Fußsohlenmitte bewegst. Führe dann den Wasserstrahl an den Fersen und Waden entlang aufwärts. Verweile ein wenig unter den Kniekehlen.*

Ätherische Öle? Aber gern!

Um die Durchblutung anzuregen, gib eine Emulsion deiner Wahl (siehe Kasten unten) mit ein paar Tropfen Pfefferminze und drei oder vier Beutel grünen Tee ins Wasser. Majoran oder Lavendel lassen dich noch besser entspannen. Denke auch an Bachblüten-Notfalltropfen, um einen hektischen Tag abzuschließen.

UMGANG MIT ÄTHERISCHEN ÖLEN

Ätherische Öle haben aktive Eigenschaften, die sehr wirksam sind. Verwende ausschließlich Öle mit Gütesiegel oder Herkunftsgarantie und befolge bitte die Gebrauchsanleitung. Diese Öle sind nicht geeignet für Kinder, außer auf ärztlichen Rat.

Ätherische Öle dürfen nicht unverdünnt auf die Haut kommen. Vermische die angegebene Menge grundsätzlich mit etwas Sahne, Milch oder hochwertigen Basisölen wie Jojoba- oder Mandelöl, und gib dann die Emulsion ins Wasser.

Das Sonnenbad

Sag Ja zum »Glückshormon«

Wenn Sonnenlicht auf uns fällt, dann schüttet das Gehirn mehr nervenstimulierende Neurotransmitter aus, darunter auch Serotonin. Dieses als »Glückshormon« bezeichnete Molekül hat unter anderem die Eigenschaft, Stimmungswechsel zu regulieren. Eine Winterdepression, so die Experten, hängt eng mit Serotoninmangel zusammen. Auch Melatonin wird durch Sonnenlicht gehemmt. Das sogenannte Schlafhormon wird bei Lichtmangel auch tagsüber ausgeschüttet und kann müde und depressiv machen. Nimm daher in den Wintermonaten jede Gelegenheit wahr, nach draußen zu gehen, wenn es aufklart, oder mach ausgedehnte Spaziergänge im Freien.

Lichttherapie

Die Intensität und das Lichtspektrum der in der Lichttherapie verwendeten Lampen ähneln dem Tageslicht. Diese Lösung ist sinnvoll für alle, die unter einer unbestimmten Niedergeschlagenheit leiden, wenn der Herbst naht, bzw. die von der sogenannten Winterdepression erfasst werden. Wenn du aus Erfahrung weißt, dass du dafür anfällig bist, warte nicht erst ab, bis deine Stimmung sinkt, sondern besorge dir rechtzeitig eine Tageslichtlampe und beginne eine Lichttherapie.

4. TAG

Wichtig: Vitamin D

Versuche möglichst das ganze Jahr über etwas Sonnenlicht auf der Haut zu ergattern. Auf diese Weise schützt du dich auch vor Vitamin-D-Mangel. Dieses Vitamin wird im Körper zu rund 90 Prozent unter dem Einfluss der Sonne gebildet und ist wesentlich für unser Immunsystem. Sonnenschutzmittel verhindern zwar die Bildung, aber schon ein paar ungeschützte Minuten reichen dafür aus. Grundsätzlich solltest du aber nicht mit Sonnencreme geizen und unbedingt darauf achten, dein Sonnenbad kurz zu halten.

KURZER CHECK-UP

Was ist mir an (positiven) Auswirkungen des Badens und Duschens aufgefallen?

4. TAG

5. TAG

DIE KRAFT DER BERÜHRUNG

Stärke dich

Indem du ganz achtsam und bewusst deinen Körper berührst, gelangst du zu einer besseren Selbstwahrnehmung. Du spürst dich selbst und deine Grenzen wieder.
Um die Kraft der Berührung in ihrer ganzen Tiefe genießen zu können, sollten wir falsche Schönheitsideale und Etikettierungen, mit denen andere und wir selbst uns belegt haben, in den Müll werfen. Entdecke deinen Körper neu und lass dich von deinen Empfindungen überraschen!

😊😊 Jederzeit ruhig und gelassen

Körper und Gesicht berühren

Vorbereitung

Diese Art des Berührens ist von der Sophrologie inspiriert, einer Heilmethode, die auf körperlicher und psychischer Entspannung basiert. Dafür kannst du dich entweder hinsetzen oder hinlegen.

Ablauf

1. Schritt: Atme dreimal tief durch und schließe die Augen.

2. Schritt: Nimm zunächst Form, Umfang und Gewicht deines Kopfes, des Schädels, des Gesichts und des Körpers bewusst wahr.

3. Schritt: Nun lass Fingerspitzen und Handfläche die Form und den Umfang des Schädels, den Nacken, die Kopfhaut und die Haare erkunden. Geh auf Entdeckungsreise in deinem Gesicht. Fahre über die Stirn, erfühle ihre Form, ihren Umfang; spüre ihre Haut, Struktur, Wärme. Nimm bewusst die Empfindungen wahr, die dir deine Hand auf allen Teilen des Gesichts vermittelt. Atme ruhig weiter und genieße diesen Augenblick des sanften Erkundens. Du brauchst keine bestimmte Reihenfolge einzuhalten, um die verschiedenen Bereiche des Gesichts und des Kopfes wahrzunehmen. Geh einfach so vor, wie es dir zusagt, und mach dir dabei stets bewusst, was du fühlst und wie entspannt du bist. Erspüre dann mit derselben Bewusstheit deinen Körper.

4. Schritt: *Nimm dir ein paar Sekunden oder mehr Zeit, um diesen intensiven Moment in dir aufzunehmen.*

Diese Technik des Palmierens eignet sich ideal für Körperteile, die ein wenig wehtun. Der Kontakt mit den Händen lindert den Schmerz.

Wusstest du's?

Beim Palmieren oder Palming (englisch: palm = Handfläche) geht es um die aufmerksame Berührung mit der ganzen Hand, möglichst im Einklang mit dem Atem. So wird der eigene Körper wieder gespürt und es kommt zu einer tiefen Entspannung. Am bekanntesten ist das Augen-Palmieren (siehe nächste Seite).

NOTIZEN

Trage hier ein, was dir aufgefallen ist:

. . . .
. . . .
. . . .
. . . .
. . . .
. . . .
. . . .
. . . .
. . . .
. . . .
. . . .
. . . .
. . . .
. . . .

5. TAG

☺ Kurze Entspannung zwischendurch

Palmieren der Augen

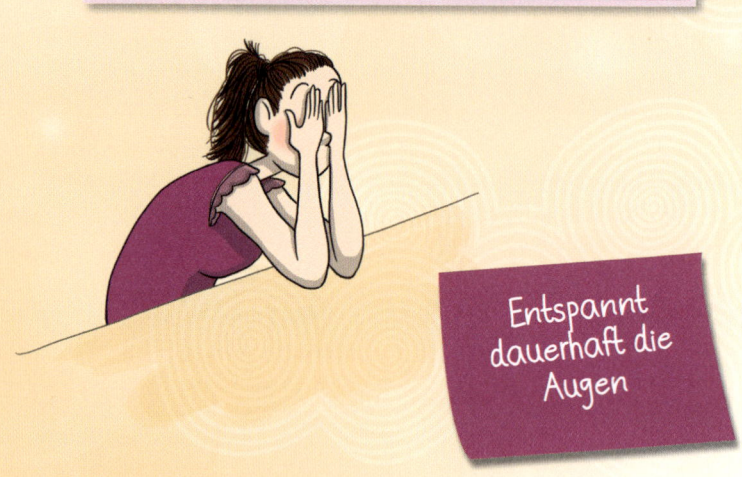

Entspannt dauerhaft die Augen

Das Palmieren ist eine besonders wirkungsvolle Entspannungsübung für die Augen, wenn sie von der Arbeit am Bildschirm, durch langes Lesen usw. zu sehr beansprucht worden sind.

Vorbereitung

Palmieren kannst du überall, in jeder Situation. Wichtig ist, dass du auf deinen Atem achtest, der ruhig fließen sollte, und daher während der Übung nicht sprichst.

Ablauf

1. Schritt: *Setz dich hin, die Ellenbogen auf dem Tisch abgestützt.*

2. Schritt: *Schließe die Augen.*

3. Schritt: *Lege die Handflächen leicht gewölbt über die Augen, ohne Druck auszuüben. Halte die Schultern dabei entspannt.*

4. Schritt: *Lass die Atmung fließen und entspanne dich so zwei Minuten oder länger in vollständiger Dunkelheit. Genieße das Gefühl, einmal nichts sehen und verarbeiten zu müssen.*

DAS EXTRA

Reibe deine Hände aneinander, um sie anzuwärmen, bevor du sie über die Augen legst.

WUSSTEST DU'S?

Durch die vollständige Dunkelheit erholt sich das Nervensystem.

5. TAG

Palmieren der Augen warm und kalt

Ablauf

1. Schritt: Schließe die Augen.

2. Schritt: Lege zart einen in lauwarmem Wasser getränkten Waschlappen etwa 20 Sekunden lang auf deine Augenlider.

3. Schritt: Lege danach einen in kaltem Wasser getränkten Waschlappen etwa 20 Sekunden lang auf deine Augenlider. Wiederhole diesen Vorgang drei- oder viermal.

> Entlaste deine Augen von allem, was sie müde macht.

Gut zu wissen

Das Palmieren der Augen wurde zu Beginn des 20. Jahrhunderts von Dr. William Bates entwickelt und stellt uns ein Know-how zur Verbesserung des Sehvermögens zur Verfügung. Zentral dabei ist die Entspannung.

Möchtest du deine Augen zum Beispiel morgens beleben, dann beende die Übung mit kaltem Wasser. Zur Beruhigung der Augen nimmst du dagegen warmes Wasser.

Nimm wahr, dass du mit entspannten Augen etwas klarer siehst. Es heißt, dass das Sehvermögen sich mit der Zeit verbessert.

Selbstmassage – was bringt's?

Deine Hände tun dir gut

Den ganzen Tag über ziehen unsere Muskeln sich zusammen, um sich dann wieder zu dehnen, wenn sie nicht mehr gebraucht werden. Zu viel oder zu wenig Bewegung, stundenlanges Verharren in derselben Haltung und Stress bewirken jedoch, dass sich bestimmte Muskeln bisweilen überhaupt nicht mehr entspannen. Extreme Verspannungen können sich mehr oder weniger dauerhaft festsetzen. Wenn das passiert, hindern dich Schmerzen und Blockaden daran, deinen Körper so einzusetzen, wie du es eigentlich möchtest. Eine Massage, bei der Reiben, Kneten und leichte Berührungen genau aufeinander abgestimmt sind, normalisiert den angespannten Zustand von Haut und Muskeln und bringt die Durchblutung wieder in Gang.

☺☺ Jederzeit ruhig und gelassen

Selbstmassage des Bauches

Nach der japanischen Tradition liegt Hara, unser vitales Zentrum, unser Energiereservoir, zwei Finger breit unter dem Nabel. Physisch entspricht es dem Schwerpunkt des menschlichen Körpers. Dieser Bereich unserer Eingeweide gilt als Zentrum des instinktiven, intuitiven Lebens. Sicher hast du selbst schon bei einer schwierigen Entscheidung auf dein »Bauchgefühl« gehört und festgestellt, dass es dich nicht getrogen hat. Daher sollten wir unseren Bauch mit der ihm gebührenden Wertschätzung betrachten und behandeln.

5. TAG

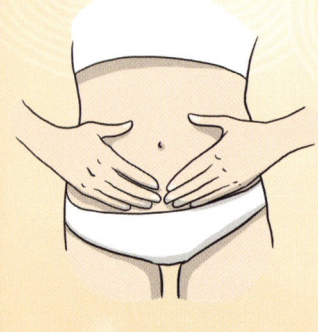

Die Bauch-Selbstmassage ermöglicht uns in drei Phasen, uns mit diesem Bereich vertraut zu machen. Häufig empfinden wir unseren Bauch als zu dick und versuchen daher, ihn zu verstecken, indem wir ihn durch unvernünftige Muskelanspannung einziehen. Bei der Massage horchen wir in uns hinein und versuchen, ihn anzunehmen. Die Verdauungsfunktionen werden durch die Berührung harmonisiert. Und auch verdrängte negative Gefühle, die im Lauf der Zeit in diesem Bereich gespeichert wurden, lösen sich unter der Massage nach und nach auf.

Vorbereitung

Mach es dir an einem ruhigen Ort bequem, im Sitzen oder im Liegen.

Ablauf

1. Schritt: *Entspanne dich körperlich und spüre dein Gewicht auf der Unterlage. Lass dich ganz hineinsinken.*

2. Schritt: *Lege die Hände auf den Bauch und atme dreimal tief ein und aus.*

3. Schritt: *Berühre die Haut leicht mit der flachen Hand, indem du behutsam über den Bauchraum gleitest, um ihn gleichzeitig zu erkunden, zu entspannen und nach und nach die Durchblutung zu aktivieren.*

4. Schritt: *Übe mit flacher Hand immer wieder leichten Druck auf den Bauch aus. Beim Einatmen drücken die Handflächen auf der*

Haut den Bauch zusammen und der Bauch wird darin gebremst, sich auszudehnen. Beim Ausatmen folgen die Hände dem Bauch, der sich wieder einzieht, und aktivieren ihn, indem sie so stark wie möglich drücken.

5. Schritt: *Versetze mit den Fingerspitzen den Unterleib in Schwingungen. Führe dafür Mikro-Erschütterungen von vorne nach hinten aus. Haut und Muskeln zittern und wackeln locker.*

6. Schritt: *Ergreife mit beiden Händen die Wülste deines Bauches und rolle sie zwischen den Fingern. Knete und walke mehrere Minuten lang Haut und Muskeln langsam und tief durch wie einen Brotteig. Die Blut- und Lymphzirkulation beschleunigen sich, Toxine werden ausgeleitet; die Muskeln entspannen sich, die inneren Organe lockern sich. Der Bauch funktioniert wieder.*

> Diese Massage kann auch bei anderen Körperteilen ausgeführt werden.

KURZER CHECK-UP

Was habe ich bei der Bauchmassage empfunden?

....
....
....
....
....
....

5. TAG

Selbstmassage der Füsse

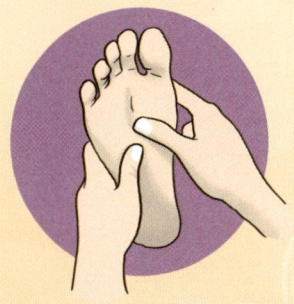

Unser Körper ist in unseren Füßen eingezeichnet. Wenn wir sie verwöhnen, tun wir uns also insgesamt etwas Gutes.

Ablauf

1. Schritt: *Nimm etwa zehn Minuten lang ein angenehmes Fußbad, bis die Füße ganz entspannt sind. Trockne sie hinterher gut ab.*

2. Schritt: *Lass nun ein paar Mal die Knöchel kreisen, strecke die Beine und spreize die Zehen fächerförmig. Bewege beide Füße in alle Richtungen. Lass die Gelenke arbeiten.*

3. Schritt: *Umgreife die Wadenmuskeln bequem und knete sie mit vollen Händen, desgleichen die Ferse und ausführlich den ganzen Fuß: Fußsohle, Ferse, Zehen, Spann. Vergiss nicht die Zehenzwischenräume, bewege sanft die Gelenke. Streiche mit den Fingern über die Zehennägel.*

Dieser Kontakt stellt eine enge Verbindung mit diesem oft vernachlässigten Teil des Körpers her.

4. Schritt: *Lindere verhärtete, angespannte Stellen, indem du nacheinander beide Füße mit vollen Händen drückst, massierst und dehnst.*

5. Schritt: *Stell einen Fuß auf Handfläche und Fingerkuppen. Zeichne mit den Daumenkuppen mit mehr oder weniger Druck kleine Kreise und Spiralen auf dem ganzen Fuß, dem Spann und dem Fersenansatz. Wiederhole das mit dem anderen Fuß.*

6. Schritt: *Massiere den großen Zeh. Dehne die Haut deines großen Zehs, indem du ihn vom Ende bis zum Ansatz massierst. Wiederhole das mit dem anderen Fuß.*

7. Schritt: *Balle die Faust und bewege sie kräftig unter dem ersten Fuß entlang vom Absatz bis zu den Zehen. Lass dabei die Fußseiten nicht zu kurz kommen. Dann mach dasselbe mit dem anderen Fuß.*

Du kannst diese Massage abschließen, indem du die Füße kalt abduschst, sodass sie belebt und gestärkt werden.

8. Schritt: *Richte den Wasserstrahl auf die Mitte der Fußsohle und bewege ihn kreisförmig im Uhrzeigersinn. Vergrößere die Kreise.*

9. Schritt: *Richte den Strahl auf die Zehenspitzen, dehne die Zehen, damit die kleinen Gelenkfalten auch von der Dusche profitieren. Vergiss die Fersen nicht. Am Ende richte den Wasserstrahl auf die Fußoberseite, indem du von den Zehen bis zum Knöchel wanderst. Wiederhole dasselbe beim anderen Fuß.*

Selbstmassage des Rückens

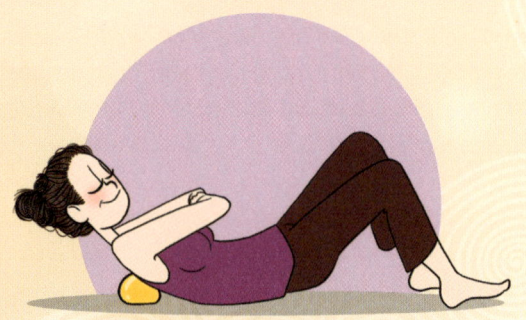

- Lege dich bequem auf den Rücken, die Beine angewinkelt, die Füße flach auf dem Boden. Atme zur Entspannung dreimal tief durch.

- Spüre bewusst die Punkte, wo dein Körper auf dem Boden aufliegt.

- Nimm bewusst dein Gewicht wahr.

- Hebe das Becken etwas an und lege entweder rechts oder links neben der Wirbelsäule einen Tennis- oder einen Massageball unter die Niere.

- Dein Rücken gleitet nun sanft über den Ball, der rollt und einen Teil des Rückens von unten nach oben massiert. Lege dann den Ball auf die andere Seite der Wirbelsäule und wiederhole den Vorgang.

Akupressur

Bestimmte Körperpunkte mit den Fingerspitzen zu stimulieren stellt unseren Energiefluss wieder her. Entspannung garantiert! Wie die Akupunktur beruht auch die Akupressur auf der Theorie der Meridiane. Diese Energieleitbahnen, die den Körper durchziehen, transportieren das Qi oder Ch'i, die Lebensenergie, die in all unseren Zellen fließt. Eine Verhärtung, ein Schmerz oder eine Krankheit in einer Körperregion sind ein Zeichen für einen Qi-Mangel, also eine energetische Funktionsstörung. Akupressur lädt uns ein, die Energieleitbahnen wiederherzustellen.

Akupressur ist aus China zu uns gekommen.

☺ Kurze Entspannung zwischendurch

Erste Akupressur

- Drücke mit dem Daumen der rechten Hand etwa zehn Sekunden lang außen auf den Punkt zwischen Daumen und Zeigefinger der linken Hand. Lass zwei Sekunden locker, dann drücke wieder zehn Sekunden. In diesem Rhythmus dreimal wiederholen.

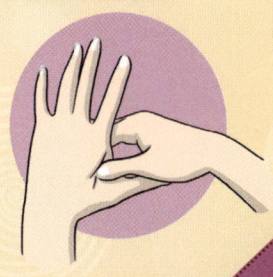

5. Tag

- Anschließend dreh die Hand und drücke mit dem Daumen der rechten Hand innen auf den Punkt zwischen Daumen und Zeigefinger der linken Hand; im selben Rhythmus wie vorher.

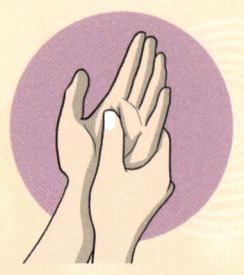

ZWEITE AKUPRESSUR

Drücke mit den Zeigefingern kontinuierlich gut fünf Minuten lang die Punkte eine Handbreit unterhalb der Knie auf ihrer Außenseite.

DRITTE AKUPRESSUR

Akupressur der Schläfen
- Schließe die Augen.
- Lege die Zeigefinger an die Schläfen und kreise im Uhrzeigersinn. Die Finger verschieben sich nicht auf der Haut, sondern sie bewegen diese. Die Bewegung kurbelt die Sauerstoffversorgung des Gehirns an. Hilfreich gegen Angstanfälle, Migräne, Spannungen im Gesicht

Akupressur des Brustbeins
Lege den Zeigefinger in die Höhlung über dem Brustbein und bewege ihn im Uhrzeigersinn in kleinen Kreisen. Das wirkt unglaublich beruhigend.

KURZER CHECK-UP

Welche positiven Auswirkungen sind mir nach diesen Akupressurübungen aufgefallen? ....

5. TAG

6. TAG

GEISTIGE HARMONIE HERSTELLEN

Entrümple deinen Kopf

*Da es sehr förderlich für die Gesundheit ist,
habe ich beschlossen, glücklich zu sein.*
Voltaire

Körper und Geist sind untrennbar miteinander verbunden. Einer der kürzesten Wege zur Gelassenheit besteht darin, unser Denken zur Ruhe zu bringen und es zu steuern, indem wir konstruktive Gedanken pflanzen. Es ist jedoch unmöglich, heilsame Gedanken in Schattenzonen und auf Brachland anzusäen. Beginnen wir also damit, unsere schädlichen Vorstellungen zu bereinigen, um nach und nach Platz für positive Gedanken zu schaffen.

Reinige deinen Geist

Unser Kopf ist oft vollgestopft mit unangenehmen, destruktiven Gedanken, fixen Ideen und alten Denkmustern, die uns nicht guttun und schließlich sogar krank machen.

Negativen Gedanken auf der Spur

Werde dir als Erstes bewusst, welche negativen Gedanken dir das Leben schwer machen. Welche Denkweisen müsstest du ändern, um nicht mehr unglücklich zu sein? Ansichten und Einstellungen, die dich daran hindern, deine Ziele zu erreichen, kommen fast immer aus der Kindheit und wir haben sie lediglich im Laufe des Lebens verinnerlicht. Wer hat dir gesagt, dass du schusselig bist, zu dick, eine Null in technischen Belangen …? Trenn dich von diesen alten, falschen Glaubenssätzen und übernimm die Kontrolle über dein Leben.

Achtung!

Sich von negativen Vorstellungen zu befreien bedeutet nicht, dass wir uns nun alles schönreden sollen. Es bedeutet vielmehr, dass wir **mit gesundem Urteilsvermögen** denken und uns bei Selbstzweifeln und Ängsten fragen, ob diese wirklich gerechtfertigt sind oder ob da gerade etwas Altes hochkommt, das uns lediglich von unseren Eltern, Lehrern usw. eingeredet oder vorgelebt worden ist. Wenn Letzteres der Fall ist, können wir uns aktiv von den negativen Mustern trennen.

☺☺ Jederzeit ruhig und gelassen

Schädliche Vorstellungen verabschieden

Ablauf

1. Schritt: Schreib auf einen Zettel die schädlichen Vorstellungen auf, von denen du dich trennen willst: unangenehme Situationen, schmerzliche Empfindungen, negative Selbsteinschätzungen, Personen, mit denen du im Clinch liegst.

2. Schritt: Setz dich in eine ruhige Ecke, atme tief, entspann dich.

3. Schritt: Nimm den Zettel, lies, was du geschrieben hast, und streiche jede Vorstellung entschlossen mit einem dicken Stift durch.

4. Schritt: Zerknülle oder zerreiße den Zettel, wirf ihn in den Müll und sag dir bewusst, dass du dich hiermit von »diesem Problem« trennst.

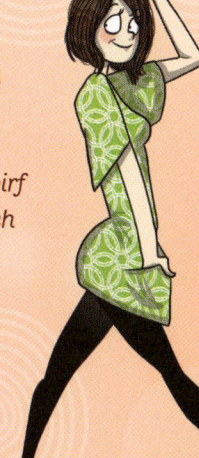

Dein Wohlfühlcoach rät:

Geh gewissenhaft nach dieser Anleitung vor, Schritt für Schritt. Wiederhole diese Übung ruhig regelmäßig.

6. TAG

Reinigung mit weissem Licht

Hinweis zur Durchführung

Mach zunächst eine Ganzkörperentspannung wie ab Seite 18 beschrieben.

Ablauf

1. Schritt: Wenn du angenehm entspannt bist, stell dir vor, wie weißes, reines Licht von oben in deinen Körper fließt. Versuche, es so zu sehen, als sei es wirklich da. Es zu spüren. Im Sommer kann es erfrischend sein und im Winter wärmt es dich.

2. Schritt: Stell dir vor, wie das weiße Licht zunächst deine Haut reinigt.

3. Schritt: Stell dir vor, das weiße Licht reinigt nun deine Muskeln, Gelenke und Organe.

4. Schritt: Stell dir zum Schluss vor, dass das weiße Licht deine Zellen von Grund auf reinigt.

Tipp

Verweile bei den Körperregionen, die besonders angespannt sind und sich blockiert anfühlen, während du dir vorstellst, wie das weiße Licht sie durchdringt.

Entwickle gute Gewohnheiten

Führe täglich unter der Dusche eine Reinigung mit weißem Licht durch.

KURZER CHECK-UP

Was habe ich mir vorgenommen und welche Mittel habe ich eingesetzt bzw. will ich noch einsetzen, um meinen Geist zu harmonisieren?

6. TAG

7. TAG

DIE KRAFT DES POSITIVEN DENKENS

Entwickle einen konstruktiven Gedanken

Anregende, positive Gedanken sind wesentlich, damit wir uns weiterentwickeln, denn sie motivieren uns zu positivem Handeln und steigern unsere Lebensfreude.

Gewöhne dir an, Schwierigkeiten keinen so großen Raum zu geben. Wenn du nämlich immer nur an das denkst, was schiefgehen könnte oder was gerade schlecht in deinem Leben läuft, fällt deine Stimmung nicht nur immer weiter in den Keller, sondern du betreibst damit regelrecht die »selbsterfüllende Prophezeiung«. Wenn du zum Beispiel Angst davor hast, dass deine Präsentation im Büro von allen als langweilig empfunden wird, ist die Chance, dass es genauso kommt, recht groß, weil du unbewusst von deiner Ausstrahlung und Stimmlage her genauso auftrittst. Wenn du dagegen überzeugt bist, dass du alle mitreißen kannst, entwickelst du eine ganz andere Präsenz und Ausdruckskraft.

Überzeugungen und Erwartungen haben Einfluss auf unser Verhalten und daher erleben wir häufig das, womit wir rechnen: Du erntest, was du säst, im positiven wie im negativen Sinne.

😊 Kurze Entspannung zwischendurch

• Positives Denken entsteht aus Worten •

NOTIZEN

Mach dir selbst drei ernst gemeinte Komplimente (wie du sie ganz selbstverständlich einer lieben Freundin machen würdest)
. . . .
. . . .
. . . .

• Pflanze den Gedanken des Morgens •

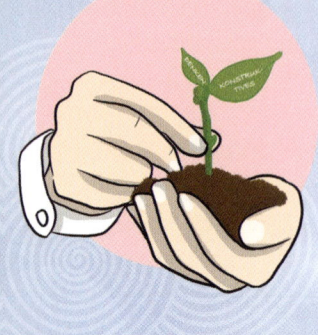

Der erste Gedanke am Morgen ist entscheidend, denn von ihm hängt deine Stimmung – die »Färbung« – des Tages ab. Betreibe also lieber keine Schwarzmalerei. Natürlich kann es Tage geben, wo du schon weißt, dass sie anstrengend oder problematisch werden. Es nützt jedoch gar nichts, das Schwierige auch noch hervorzuheben, im Gegenteil! Denn dann sind die Chancen relativ hoch, dass du dich unbewusst so verhältst, dass du recht behältst und wirklich alles schiefgeht!

Konzentriere dich daher lieber auf etwas Angenehmes. Das stärkt dich nämlich, sodass du diesen Tag viel besser meisterst.
Wenn du also die Augen öffnest, richte deine Gedanken fest auf einen angenehmen Moment, der dich an diesem Tag erwartet.

> **NOTIZEN**
>
> Schreib im Voraus die angenehmen Dinge auf, denen du dich morgens sofort zuwenden wirst:
>
> . . . .
> . . . .
> . . . .
> . . . .
> . . . .
> . . . .
> . . . .
>
> Schreib sie auf Post-it-Zettel und hänge diese an Stellen auf, die für dich beim Aufwachen gut sichtbar sind.

Was für den Morgen gilt, ist für alle Momente des Lebens gültig.

Lerne, deinen Sorgen nicht mehr so viel Raum zu geben.

Wenn du in einer schwierigen Situation bist, dann denke daran, dass dein Leben nicht nur auf diese Schwierigkeit beschränkt ist. Rufe dir folgenden Satz in Erinnerung:

> Ich verwechsle mich nicht mit meinem Problem,
> ich bin nicht nur mein Problem.

7. TAG

Tasche mit positiven Gedanken

> **NOTIZEN**
>
> Schreib hier angenehme Gedanken auf, alles, was du gern tust, was dir Freude macht:
>
> . . . .
> . . . .
> . . . .
> . . . .
>
> Trage dieses Blatt bei dir und lies es regelmäßig durch, besonders dann, wenn deine Stimmung sinkt.

Konzentration, der Schlüssel zu positivem Denken

Es ist unmöglich, im Leben zur Ruhe zu kommen, wenn dein Denken zu einem bestimmten Zeitpunkt oder fortwährend um Vorstellungen kreist, die dich stören und nichts mit dem zu tun haben, womit du dich geistig tatsächlich gerne beschäftigen würdest.

Kontrolliere, was in deinem Kopf vorgeht

- Lass nicht zu, dass dein Geist abschweift oder zerstreut ist.
- Bleib konsequent und hole dich fest entschlossen immer wieder in die Gegenwart zurück.
- Halte die Zügel deines Denkens bei den Übungen dieses Büchleins fest in der Hand; dadurch kannst du lernen, entspannter zu werden.

😄😄 Jederzeit ruhig und gelassen

Sankalpa

Nach Swami Satyananda, dem Begründer des *Yoga Nidra* in Frankreich, ist »*Sankalpa* eine direkte Weisung des Bewusstseins an das Unterbewusstsein«. Es handelt sich also um einen positiv formulierten Leitsatz, der dir hilft, aktiv an Herausforderungen heranzugehen.

> Positives in unserem Innern verwurzeln

Der Sanskrit-Begriff *Sankalpa* wird mit »Entschlossenheit« übersetzt. Im Deutschen erhält er seine volle Bedeutung in dem Begriff »Programmierung«. Tatsächlich funktioniert *Sankalpa* wie eine Software – dank ihm kannst du ein Programm im Inneren installieren, bei dem du spürst, dass es gut für dich geeignet ist, weil es bewirkt, dass du dich positiv entwickelst.

Dein »Sankalpa« auswählen

Wie eine Software wird ein *Sankalpa* mit genauen Regeln ausgewählt und installiert.

Regel 1 – Ein *Sankalpa* ist auf ein Lebensziel und einen Wunsch nach persönlicher Entwicklung gerichtet.

Regel 2 – Ein *Sankalpa* wird klar, positiv und mit wenigen Worten formuliert. Sag also nicht: »Es soll mir nicht mehr schlecht gehen«, sondern »Ich will, dass es mir gut geht«.

7. TAG

Regel 3 – Vermeide es, ein *Sankalpa* dafür einzusetzen, schlechte Gewohnheiten abzulegen. Manche dieser Gewohnheiten werden ohnehin von der positiven Dynamik fortgetragen, die du in Gang bringst, und verschwinden dann von selbst.

Beispiele für *Sankalpas*:
- Ich werde immer stärker und lebendiger, um mein Leben meistern zu können.
- Von jetzt an habe ich großes Vertrauen in mich selbst.
- Ich bin voller Lebensfreude und offen gegenüber dem Leben und der Welt.
- Ich habe eine gute, stabile Gesundheit.

Gut zu wissen

Was ist Yoga Nidra?
Diese Yogaart nutzt körperliche Tiefenentspannung dazu, einen speziellen Bewusstseinszustand anzustreben. Die geistige Arbeit, die unter diesen Bedingungen in Gang kommt, zielt auf eine Verhaltensänderung ab. Diese Technik ähnelt der Hypnose oder der Sophrologie.

Ablauf

1. Schritt: *Mach es dir ganz bequem und lass dich in eine Ganzkörperentspannung sinken.*

2. Schritt: *Wenn du kurz vor dem Einschlafen stehst, bist du in einem Bewusstseinszustand, der eine tiefe innere Empfänglichkeit ermöglicht.*

3. Schritt: *Rufe dir dein Sankalpa in Erinnerung, indem du es innerlich klar und deutlich formulierst. Bist du allein, kannst du dein*

Sankalpa auch laut aussprechen. Stell dir nun eine oder mehrere Lebensszenen vor, die dein Sankalpa auf den Weg bringen.

Wenn deine Visualisierung beendet ist, sag dir, dass du dieses *Sankalpa* ganz tief verinnerlichst.

4. Schritt: *Komm langsam wieder in den Wachzustand zurück. Lass dir dafür Zeit.*

5. Schritt: *Überstürze nichts, atme einmal tief durch, strecke und rekele dich. Animiere deinen Körper sanft.*

ACHTUNG!

Möglicherweise fällt es dir schwer, dein *Sankalpa* konkret bildlich heraufzubeschwören. Besser ist es daher, wenn du vorher schon an diese Bilder denkst. Doch selbst wenn du diesen vorhergehenden Schritt einbeziehst, kann die Visualisierung Schwierigkeiten bereiten. Es ist ganz normal, dass es nicht auf Anhieb gelingt, ==präzise positive Bilder== zu entwickeln. Wiederhole den Vorgang so lange, bis die Visualisierung genau so ist, wie du sie haben willst. Um sie zu verstärken, wiederhole sie in den folgenden Tagen mehrmals und schmücke sie immer mehr aus, mach sie immer wirksamer, bis du ==Veränderungen in deinem Leben== bemerkst.

KURZER CHECK-UP

Welche konstruktiven Gedanken habe ich?

. . . .
. . . .
. . . .
. . . .
. . . .

7. TAG

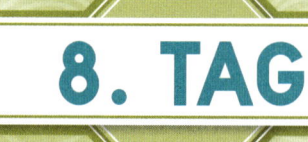

LACHEN GEGEN TRÜBSINN

Stärke deine Lebenskraft

Lachen und Humor wirken gegen Kummer, Ängste, Furcht, Trauer, Zorn und Enttäuschungen – einfach alles, was uns im Herzen und körperlich durcheinanderbringt.

Vorbeugend schützen uns Lachen und Lächeln vor einem mehr oder minder großen Stimmungstief, das uns psychisch und physisch schwächen würde. Und nicht nur das: Lachen ist eine Quelle körperlicher und seelischer Lebenskraft. Es stärkt den Organismus und sorgt für eine positive Strukturierung neuronaler Netzwerke.

»Ich beeile mich, über alles zu lachen, aus Furcht, einen Augenblick später darüber weinen zu müssen«, pflegte der französische Autor Beaumarchais zu sagen. Mit einem Lächeln oder Lachen können wir also einen wirkungsvollen Schutzwall errichten, der einen notwendigen Abstand zu den Dingen schafft.

Bestandsaufnahme: Was erfreut dich?

NOTIZEN

Schreib zehn Dinge auf, die dich am meisten zum Lachen oder Lächeln bringen oder dir wirklich Freude machen:

- ....
- ....
- ....
- ....
- ....
- ....
- ....
- ....
- ....
- ....

Wie viel Zeit widmest du diesen Dingen täglich?

....
....

Findest du das angemessen und gut?

....

Wenn nicht, was willst du tun, um daran etwas zu ändern?

....
....
....
....

☺☺ Jederzeit ruhig und gelassen

Beobachte dich!

NOTIZEN

Nenne fünf Dinge, die du bisher nicht getan hast, die dir aber sehr viel Freude bereiten würden:

- ....
- ....
- ....
- ....
- ....

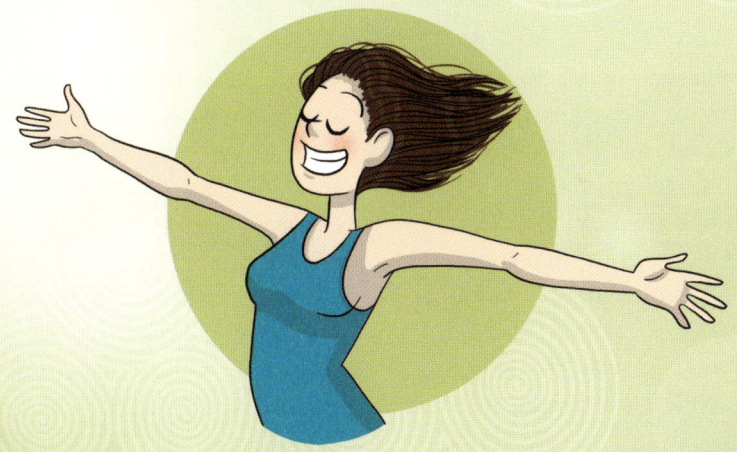

8. TAG

Was geschieht, wenn wir in Lachen ausbrechen?

Wenn wir lachen, vollzieht sich ein immenser Luftaustausch im Zeitraffer, genau wie bei einer tiefen Bauchatmung. Bei dieser erhöhten Sauerstoffzufuhr zieht sich das Zwerchfell zusammen, es hebt und senkt sich, und dadurch wird unser gesamtes Verdauungssystem massiert. Das Ergebnis stellt sich unmittelbar ein: Missstimmungen schwinden, wir sind wieder im Einklang mit uns selbst. Lachen ist auch für unsere zwischenmenschlichen Beziehungen immens wichtig: Es ist ansteckend und ermöglicht so, dass wir gut Kontakte knüpfen können. Wir werden »liebenswert«, denn wir bereiten anderen Freude und Vergnügen.

> **DEIN WOHLFÜHLCOACH RÄT:**
>
> Lade Freude, Fröhlichkeit, Fantasie, Euphorie in dein Leben ein!

Die Realität nicht außer Acht lassen

Versuch nicht, die Welt in einen Zirkus zu verwandeln und der Clown vom Dienst zu werden. Lachen, Freude dürfen nicht zur Ausflucht werden. Wenn die Wirklichkeit sich in ihrer Grausamkeit, ihrer Gewalt, ihrem Leid präsentiert, müssen wir unangenehme Gefühle annehmen können. Doch was tun wir mit all diesen unangenehmen Emotionen? Wir lernen, sie in den Griff zu bekommen, um die richtige Balance zu wahren zwischen der von der Wirklichkeit verursachten verringerten Lebenskraft und der Vitalität, die wir brauchen, um diese Schwierigkeit durchzustehen. Versuche, deine Vitalität um jeden Preis zu bewahren!

☺☺ Test: Abstand gewinnen

Bist du in der Lage, in schwierigen Momenten des Alltags eine distanzierte Haltung einzunehmen? Beantworte die folgenden Sätze mit Ja oder Nein. Zähle die jeweiligen Ja- und Nein-Antworten zusammen.

Wenn du berufliche Probleme hast, hindern diese dich daran, einen entspannten Abend im Kino zu verbringen?
                  Ja   **Nein**

Machst du dir Selbstvorwürfe, wenn dir etwas misslungen ist?
                  Ja   **Nein**

Wenn du eine kleine Auseinandersetzung im Büro (oder woanders) hast, versinkst du dann für den Rest des Tages in Trübsal?
                  Ja   **Nein**

Stimmst du diesem Satz zu: Lachen ist beginnende Respektlosigkeit?
                  Ja   **Nein**

Deine Ja-Antworten überwiegen: *Dir fällt es tatsächlich schwer, Distanz zu den Dingen zu gewinnen. Vermutlich leidest du darunter, denn dadurch bist du in Gedanken gefangen, die deine Vitalität schwächen. Dir fehlt das klare Urteilsvermögen, das für manche Probleme erforderlich ist. Hier ein Rat: Arbeite an deiner Fähigkeit, dich zu entspannen, wende dich wieder vergnüglichen Vorgängen zu. Und suche gewissenhaft nach etwas, über das du lächeln oder sogar lachen kannst.*

8. TAG

Deine Nein-Antworten überwiegen: *Du hast recht, das Leben ist leichter, wenn wir uns von Situationen lösen können, wenn wir ernst sind, ohne uns zu ernst zu nehmen. Nutze jede Möglichkeit zu lachen, das macht Körper und Geist noch lebendiger.*

> Selbst wenn du dich zum Lächeln zwingst, entspannt dich das – probier es aus!

☺ Kurze Entspannung zwischendurch

Nährendes Lächeln

Diese Visualisierung hilft bei Stimmungstiefs, schwelge also jederzeit und überall darin. Sie wird dir leichter fallen, wenn du vorab die diversen Entspannungstechniken geübt hast, die bereits vorgestellt wurden.

Vorbereitung

Mach es dir so bequem, wie es dir unter den gegebenen Umständen möglich ist. Deine Augen sind geschlossen, du bist entspannt.

Ablauf

1. Schritt: *Stell dir nun vor, jemand, den du liebst, schenkt dir ein breites, nettes Lächeln, das dich berührt. Du empfängst das Lächeln und spürst, wie es in dich eintritt, dich durchdringt und sich in deinem Gesicht und deinem ganzen Kopf ausbreitet.*

2. Schritt: *Nähre dich von diesem Lächeln und bewahre es tief in deinem Inneren.*

KURZER CHECK-UP

Meine liebsten Lächel-Momente:

8. TAG

9. TAG

SICH VERWÖHNEN, DAS BESTE BERUHIGUNGS-MITTEL

ÖFFNE DICH DEM GENUSS

Köstlichen Kuchen zu essen, die E-Mail eines geliebten Menschen zu lesen, auf den Lieblingssong zu tanzen und andere schöne Erfahrungen lassen uns das Leben genießen und versöhnen uns nicht nur mit uns selbst, sondern auch mit dem Alltag. Machen wir uns das zunutze!
Körperliche, geistige und seelische Anspannung löst sich in dem Maße, wie du diese Entspannung im Vergleich zur vorausgehenden Anspannung bewusst genießt. Eine Gleichung, die du ruhig regelmäßig aufstellen solltest!

BESTANDSAUFNAHME

Wie gut kannst du dich selbst verwöhnen?

Kreise von den beiden jeweils möglichen Antworten diejenige ein, die deiner Einstellung am ehesten entspricht.

Wenn du nach einem harten Tag mit blank liegenden Nerven von der Arbeit kommst, und es gießt in Strömen, was tust du dann?

- ■ Du schleppst dich nach draußen, um eine Stunde durch den Regen zu joggen, schließlich musst du etwas für deine Linie tun.
- ✳ Du nimmst ein schönes, stärkendes Bad und blätterst dabei eine Zeitschrift durch, die dich mit Klatsch und Tratsch amüsiert.

Dein letzter Kunde hat bei eurem Telefonat einfach aufgelegt.

- ✳ Du bist zu sauer, um mit deiner Kollegin Mittag zu essen, wie du es eigentlich geplant hattest.
- ■ Du denkst dir: »Selig sind die geistig Armen« und machst weiter.

Du stehst im Stau:

- ■ Du legst eine deiner Lieblings-CDs ein und singst lauthals mit.
- ✳ Du kaust wie gewöhnlich an den Nägeln und gehst in Gedanken wieder und wieder deine To-do-Liste durch.

Deine ✳-Antworten überwiegen: *Du kannst gut für dich selbst sorgen. Es ist dir bewusst, was dir guttut, und du setzt es gezielt ein. Das wirkt sich positiv auf dich aus.*

Deine ■-Antworten überwiegen: *Du tust dich schwer, dir selbst eine Freude zu machen, und das ist schade, weil es dir viel Energie* *raubt. Es wird höchste Zeit, damit aufzuhören, dich selbst anzutreiben, und dir etwas zu gönnen!*

😊😊 Jederzeit ruhig und gelassen

Lebensfreude hier und jetzt

Jeder Tag schenkt uns viele große und kleine Freuden. Lass sie nicht vorüberziehen, ohne sie zu nutzen. Schreib unten solche Momente auf, die dir guttun.

> **NOTIZEN**
>
> Sich selbst verwöhnen, das bedeutet:
>
> - Den morgendlichen Tee am Fenster trinken und ein paar Minuten einfach nur nach draußen schauen.
> - Mit dem Fahrrad zur Arbeit fahren und die Bewegung genießen.
> - ....
> - ....
> - ....
> - ....
> - ....
> - ....
> - ....
> - ....

9. TAG

☺ Kurze Entspannung zwischendurch

Finde deine Express-Entspannung

NOTIZEN

Schreib auf, was du tust, um dich im Notfall zu beruhigen, wenn du extrem nervös und angespannt bist:

- Meine Atemzüge zählen und mich darauf konzentrieren.
- Eine lustige Geschichte lesen.
- Mit einer Freundin telefonieren.

Sinnesgenüsse heben die Stimmung

Essen muntert auf

Sieh deine Mahlzeiten als kurzes, Genuss bringendes Zwischenspiel an und fülle auf diese Weise deine Lebenskraft wieder auf. Auch wenn du allein isst: Richte deine Mahlzeit liebevoll an, setz dich zum Essen hin und lass dir Zeit, es bewusst zu genießen. Dadurch kommst du gar nicht in Versuchung, zwischen Tür und Angel irgendetwas in dich hineinzustopfen. So dämmst du ungesundes Essverhalten ein, das durch Stress verursacht werden kann.

Warum brauchen wir Treibstoff?

Morgens nach dem Aufstehen ist unsere Energie zu niedrig, um den Tag durchzustehen. Das Frühstück sorgt dafür, dass der Energiepegel wieder steigt. Diese Energie verbrauchen wir den ganzen Vormittag über. Mittags müssen wir erneut die Batterien aufladen und Treibstoff hinzufügen, der für unseren Körper geeignet ist. Wenn du damit nicht bis zum Abend durchhältst, kannst du einen kleinen Nachmittagsimbiss einlegen; auch dieser wird deine Energie wieder ansteigen lassen. Iss am Abend möglichst etwas Leichtes.

Kauf möglichst regionale Bio-Ware und so wenige Fertiggerichte wie möglich. Iss ausgewogen und abwechslungsreich, dann brauchst du auch keine Kalorien zu zählen. Und vergiss nicht, mindestens eineinhalb Liter (stilles) Wasser zu trinken.

9. TAG

😊😊 Jederzeit ruhig und gelassen

Entspannende Speisen

Ja, es gibt bestimmte Nahrungsmittel, die für Entspannung zwischendurch sorgen; sie beinhalten spezielle positive Inhaltsstoffe. **Um Stimmungsschwankungen ins Gleichgewicht zu bringen, solltest du Omega-3-Fettsäuren bevorzugen.** Omega 3 findet sich beispielsweise in Raps- oder Leinöl, aber auch in Lachs, Kresse, Spinat und Kohl. Die beruhigende Wirkung kommt von den Kohlenhydraten mit niedrigem glykämischen Index.

Die positiven Eigenschaften von Magnesium

Dieses Mineral spielt eine Rolle bei der Reizübertragung. Es beruhigt und fördert das Einschlafen und die Muskelentspannung. Iss Schokolade, Bananen, Nüsse, Vollkorngetreide oder Gemüse und getrocknete Früchte und trinke magnesiumreiches Mineralwasser.

> **NOTIZEN**
>
> Schreib auf, welche der oben aufgezählten Nahrungsmittel, du zu selten zu dir nimmst:
> . . . .
> . . . .
> . . . .
> . . . .

☺ Kurze Entspannung zwischendurch

Speisen, die beleben

Iss Nudeln
Nein, es ist kein Ammenmärchen, Nudeln haben bestimmte diätetische Eigenschaften. Die Mischung aus pflanzlichen Proteinen und komplexen Kohlenhydraten liefert mehrere Stunden lang gleichmäßig Energie.

Lass deinen Essgelüsten freien Lauf, wenn's nötig ist
Sag ab und zu Ja zu Leckereien. Die Kohlenhydrate mit hohem glykämischen Index, auch »schnelle Zucker« genannt, versüßen einfach das Leben, vorausgesetzt, du genießt sie bewusst und ohne schlechtes Gewissen. Schwelge also zwischendurch ruhig in weißem Zucker, Marmelade, Honig, Bonbons, Süßigkeiten, Kuchen, Gebäck, Schokolade, Obst, Obstsaft und Limo ... aber übertreibe es nicht!

Schluss mit »Durchhängen« – dank Zwischenmahlzeit
Viele frühstücken nicht ausreichend oder versagen sich den – eigentlich wohlverdienten – Nachmittagsimbiss. Dass es dafür Zeit wäre, merkst du an einem plötzlichen Energieabfall und Stimmungsumschwung, einem diffusen Unbehagen, das sich mitten am Vormittag und oft zwischen vier und fünf Uhr nachmittags bemerkbar macht. Dann gilt: Es lebe die Zwischenmahlzeit in Form von kleinen Snacks wie Nüssen oder etwas Obst.

> Und die Lebenskraft kehrt zurück.

9. TAG

😊😊 Jederzeit ruhig und gelassen

Kräutertees

Wenn du ängstlich oder furchtsam veranlagt bist, dann trink diese wohltuenden Blüten zu jeder Tages- und Nachtzeit: Kamille, Passionsblume, Baldrian, Lindenblüten und Verbene (Eisenkraut) werden dir einfach guttun.

Eine schöne Tasse Zitronenverbene mit einem Teelöffel Honig weckt im Winter deine Lebensgeister wieder. Kalt getrunken, entspannt sie im Sommer. Füge dem kalten Tee nach Belieben eine Prise Stevia hinzu.

Tipp

Um einen duftenden, schmackhaften Kräutertee zu erhalten, der tatsächlich wirkt, müssen die Wirkstoffe aktiv sein. Nimm also am besten frische oder selbst gesammelte und getrocknete Pflanzen. Sind diese nicht verfügbar, besorge dir Blüten von ausgezeichneter Qualität.

KURZER CHECK-UP

Welche Genüsse will ich mir noch öfter gönnen?

9. TAG

10. TAG

DAS LEBEN IN FARBE SEHEN

MALE DEIN WESEN AUS

Jede Farbe entspricht einer besonderen Schwingung, die einen physischen und psychischen Einfluss ausübt. Das haben sich schon die frühen Herrscher zunutze gemacht. Denke nur an Purpurrot, das lange Zeit als Statusfarbe den Kaisern, Königen und Eliten vorbehalten war, um ihre Macht und ihr Prestige hervorzuheben.

Das Sehen von Farben ist also nicht nur ein rein ästhetischer Genuss. Farben haben, da die Schwingungen vom Auge direkt ins Gehirn transportiert werden, auch Auswirkungen auf die Psyche. Wenn du ihre Wirkung kennst, kannst du dich entsprechend anziehen, deine Wände streichen oder ganz einfach die Farbe, die du im Moment am meisten brauchst, visualisieren.

☺☺ Jederzeit ruhig und gelassen

Die Farbe, die dir guttut

→ **Licht und Sonne strahlen in einem Gelb, das das Zentralnervensystem stärkt.** Diese Farbe liefert dir nährende Lebensenergie. Falls deine Vitalität abfällt und dich Schwermut überkommt, schließe die Augen, stell dir Sonnenstrahlen vor, lass dich davon aufwärmen und die Strahlen deinen Geist erhellen.

→ **Ein Ja zur Natur, zum Frühling, zur Erneuerung – Grün beruhigt die Nerven und muntert auf.** Stell dir vor deinem geistigen Auge die lebendige, üppige Natur vor, lass dich ganz davon durchdringen.

→ **Ruhe, Entspannung und Harmonie liegen im Blau.** Deine geschlossenen Augen lassen sich vom Blau des Himmels oder des Meeres überwältigen. Wähle das Bild aus, das dich bereichert.

→ **Rot bedeutet Aktivität, Kraft, Energie, Leidenschaft und auch Aggressivität.** Wenn du dich verzagt fühlst oder so, als ob du lediglich auf Sparflamme lebst, stell dir vor, wie das Blut durch deine Adern rauscht und dich mit seiner Lebenskraft erfüllt.

→ Du bist nicht »gut drauf«, entwickelst depressive Tendenzen? Dann greife zur **Farbe Orange. Sie wärmt und regt die Lebensfreude an.** Es genügt, einen Augenblick die Augen zu schließen und sich einen tollen Sonnenuntergang oder ein Holzfeuer vorzustellen.

→ **Rosa nimmt alles Negative hinweg und bringt Zärtlichkeit sowie entspannte Einfachheit hervor.** Lass dich auch hier von deiner Vorstellungskraft mitreißen – denke an gefärbte Zuckerwatte, an Wölkchen im Morgenrot, an einen großen Rosenquarz …

KURZER CHECK-UP

Welche Farbe habe ich mir als bevorzugte Farbe ausgesucht? Wie will ich sie maximal ausschöpfen? . . . .

10. TAG

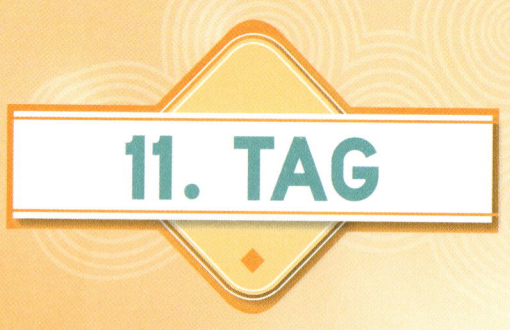

MIT SICH FRIEDEN SCHLIESSEN

Hand-Yoga zur Beruhigung

Mudras, die Hand-Yoga-Gesten, sind nicht erst interessant, seit die Sängerin Madonna sie populär gemacht hat. In der hinduistischen und buddhistischen Praxis werden sie bereits seit Jahrhunderten eingesetzt, um zu mehr innerer Ruhe zu gelangen und Seele, Körper und Geist in Balance zu bringen. Jede bewusste Kombination unserer zehn Finger ruft eine energetische Wirkung, eine psychische Haltung, eine besondere spirituelle Erfahrung hervor. Es gibt unterschiedlichste Erklärungsansätze, warum das so ist – geh einfach unvoreingenommen an das Hand-Yoga heran. Du wirst sehen: Es funktioniert!

☺ Kurze Entspannung zwischendurch

Namaskar Mudra

Einige Sekunden ganz bei sich sein

Diese *Mudra* bringt Körper und Geist ins Gleichgewicht. Eine tiefe Erfahrung von Einheit und Frieden stellt sich umgehend ein.

Ablauf

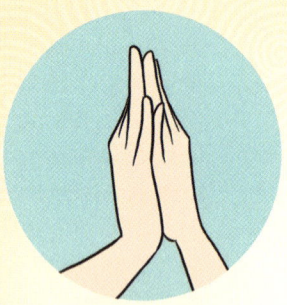

1. Schritt: *Lege die Hände vor der Brust zusammen, Handfläche an Handfläche, Finger gegen Finger. Die Fingerspitzen sind zum Himmel gerichtet, die Daumen liegen in der Brustmitte und die Unterarme sind horizontal zu den Seiten hin gestreckt. Durch diese Geste vereinst du deine linke und rechte Gehirnhälfte. Die rechte Hand hängt von der linken Gehirnhemisphäre und die linke von der rechten Hemisphäre ab.*

2. Schritt: *Neige leicht den Kopf über die Hände, wie bei einem Gebet, und senke den Blick. Der nach vorn geneigte Kopf zwingt dich, den Nacken leicht zu strecken, was Anspannung vertreibt. Richte den Blick auf die Fingerspitzen aus, ohne sie jedoch zu fixieren.*

3. Schritt: *Konzentriere dich auf deine Atmung. Drei bis zehn Atemzüge genügen.*

DAS KLEINE EXTRA

Diese *Mudra* kann zwar im Liegen ausgeführt werden, aber im Alltag zeigt sich ihre Wirkung im Sitzen oder Stehen. Halte in beiden Fällen den Rücken aufrecht, aber achte darauf, dass du ganz natürlich entspannt bleibst. Spüre deine Hände, die sich berühren, die Luft, die aus deiner Nase ausströmt.

Namaskar ist außerdem die traditionelle Begrüßungs- und Verabschiedungsgeste, die auch als »Namaste« bekannt ist und die in Indien, aber auch in Yogakursen verwendet wird. Gleichzeitig mit der Geste wird auch das Wort Namaskar oder Namaste zu der Person gesagt, die man grüßt.

JÑANA MUDRA

Ablauf

1. Schritt: *Setz dich bequem hin, den Rücken ganz gerade, der Nacken streckt sich als Verlängerung der Wirbelsäule und das Kinn ist leicht eingezogen. Die Augen sind nun halb geschlossen, die Schultern angenehm entspannt.*

Eine kosmische Auszeit nehmen

2. Schritt: *Lege deine Hände locker auf die Oberschenkel oder die Knie. Die Handflächen sind offen himmelwärts gewandt und die Finger nicht angespannt.*

11. TAG

3. Schritt: *Richte die Aufmerksamkeit auf deine Hände. Spüre einen Moment lang ihr Gewicht und die Punkte, wo sie auf den Knien aufliegen. Nimm dann deine Finger bewusst wahr und lege die Daumen und Zeigefinger in einer leichten Berührung aneinander.*

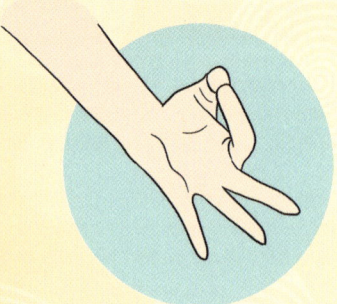

Die anderen Finger bleiben gestreckt, aber nicht zu sehr. Das ist eine große Kunst! Der Zeigefinger, Träger unseres individuellen Bewusstseins, verbindet sich mit dem Daumen, der das kosmische Bewusstsein symbolisiert. Wäre es nicht wünschenswert, dass Ersteres mit Letzterem verschmilzt? In dieser Haltung bist du dir deiner selbst bewusst und spürst, dass du Teil eines Ganzen bist. Bleib etwa zehn Atemzüge lang so sitzen.

Diese Geste fordert uns auf, mehr Abstand vom Alltag zu gewinnen, einen weiteren Blickwinkel einzunehmen. Dadurch sind wir uns unseres Körpers, unserer selbst, der anderen und der Welt sehr bewusst.

Anwendung der Mudras

Damit die Mudras ihre ganze Wirkung entfalten können und du langfristig eine tiefe Harmonisierung erreichst, solltest du sie täglich üben, am besten morgens, mittags und abends. Sieh die Übung als kurze Auszeit, die du dir gönnst, um ganz im gegenwärtigen Augenblick zu sein, und genieße das Gefühl des Friedens, das dabei in dir entsteht.

KURZER CHECK-UP

Was habe ich beim Ausführen der Mudras festgestellt? Was spüre ich dabei?

11. TAG

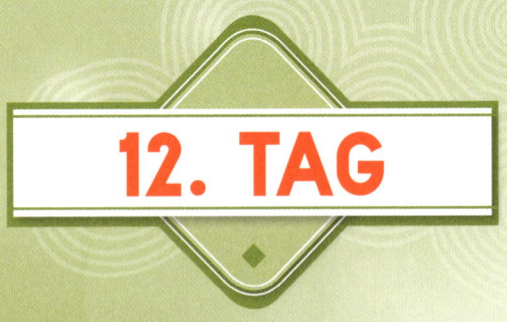

DAS GEHEIMNIS DER GELASSENHEIT

Akzeptiere, was du nicht ändern kannst

In der Umgangssprache bedeutet gelassen sein, dass wir uns von etwas Unvorhergesehenem nicht aus der Ruhe bringen lassen, die vorgegebene Situation akzeptieren können, auch wenn sie alles andere als ideal ist, dass wir dabei einen klaren Kopf behalten und im Vollbesitz der eigenen Fähigkeiten bleiben. Der Körper ist in diesem Moment nicht im Geringsten angespannt. Er gehorcht uns genau so, wie wir es wollen, mit großer Selbstverständlichkeit. Diese Fähigkeit, sich jederzeit und überall auf alles einstellen zu können, ist erlernbar. Wie? Indem wir unsere ständige Erwartungshaltung loslassen und lernen, uns bewusst zu entspannen.

Test: Bist du gelassen?

Ein Auto schneidet dich beim Überholen.
- ✳ Dein Blut gerät in Wallung, du trittst aufs Gas, um den Wagen einzuholen.
- ◆ Du bleibst stoisch.
- ● Du atmest tief ein und aus, um dich zu beruhigen.

Du diskutierst mit Freunden und bist mit dem Gesagten nicht einverstanden.
- ◆ Du hörst allen Beteiligten zu und ergreifst erst danach das Wort, um deinen eigenen Standpunkt darzulegen.
- ● Du stimmst nicht mit den anderen überein und würdest ihnen am liebsten das Wort abschneiden, doch deine Höflichkeit hindert dich daran.
- ✳ Du sagst deinen Freunden, dass du ihre Äußerungen unerträglich findest, und verlässt das Zimmer.

Du musst ein wichtiges berufliches Telefonat führen.
- ● Du hast Nackenverspannungen und dein Bauch ist ebenfalls angespannt, doch du weißt, dass du es schaffen wirst.
- ◆ Du hast vorbereitet, was du sagen willst, und weißt, dass du improvisieren kannst.
- ✳ Seit mehreren Tagen schiebst du dieses Gespräch vor dir her.

Deine ◆-Antworten überwiegen: *Du bist wirklich gelassen, physisch und psychisch. Du brauchst dich nicht zu kontrollieren, denn du hast verstanden, was wichtig ist und was nicht. Du hast die notwendige Distanz, um dein Gleichgewicht zu wahren.*

Deine ●-Antworten überwiegen: *Du behältst die Kontrolle über dich selbst, doch es kostet dich Mühe. Du bist also nicht wirklich gelassen, denn du könntest von einem Moment auf den anderen vom Kurs abkommen. Übe, deine Erwartungen an dich und an andere loszulassen und Gelassenheit tief zu integrieren.*

Deine ✶-Antworten überwiegen: *Du bist absolut nicht gelassen und kannst das auch vor niemandem verbergen. Du gehst sofort in die Luft und machst dir und anderen damit oft das Leben schwerer als es sein müsste. Aber keine Sorge, mit den folgenden Übungen lädst du die Gelassenheit in dein Leben ein.*

☺ Kurze Entspannung zwischendurch

Dehnen, ein Wundermittel

Wenn du gereizt oder sogar äußerst zornig bist, überwindest du mithilfe dieser Bewegungsabläufe körperliche und psychische Spannungen. Zieh dich ein paar Sekunden zurück und führe die folgende Dehnübung aus.

Finde zu einer gelasseneren Einstellung!

Hinweise zur Durchführung

Stell oder setz dich hin, ganz nach Belieben. In beiden Fällen solltest du bequem und stabil im Gleichgewicht sein.

12. TAG

Ablauf

1. Schritt: Dein Rücken ist gerade, der Nacken streckt sich aus der Wirbelsäule heraus, das Kinn ist leicht eingezogen. Die Schultern sind entspannt und die Arme liegen ganz natürlich am Körper. Deine Beine stehen etwa hüftbreit auseinander, damit du besser im Gleichgewicht bist. Um deine Haltung zu optimieren, stell dir vor, von deinem Scheitel ginge ein Faden aus, der dich zum Himmel zieht.

2. Schritt: Verschränke die Finger auf Beckenhöhe.

3. Schritt: Hebe beim Einatmen die Handflächen zum Himmel, indem du die Arme ausstreckst. Dein Nacken dehnt sich, dein Hals, dein Kopf, der ganze Körper streckt sich nach oben. Atme so tief wie möglich ein.

4. Schritt: Lass beim Ausatmen die Arme wieder sinken, breite sie dabei auf jeder Seite so aus, dass deine Brust weit wird. Atme dabei ganz aus. Du kannst diese Dehnung dreimal wiederholen.

TIPP

Wenn du die Dehnübungen beendet hast, verweile mit deinen Gedanken einen Augenblick lang auf einer alltäglichen Handlung, die du in Kürze erleben und voll und ganz ausschöpfen wirst.
Zum Beispiel ein schönes Frühstück einnehmen, ein gutes Buch lesen, mit jemandem ein Gespräch führen, den du gerne magst.

ZUM VERTIEFEN

Gewöhne dir an, deinen Tag mit diesen Dehnungen zu beginnen, und mach dir das zur Gewohnheit – dann verspricht es, ein guter Tag zu werden. Den Körper zu öffnen, Arme und Brustkorb frei zu machen, lässt Luft in uns einströmen und sorgt dafür, dass wir uns lebendig fühlen.

Den Körper an- und entspannen

Dieses Ritual, das in drei Phasen entweder im Stehen oder im Sitzen durchgeführt wird, ist in einer Krise äußerst hilfreich. Da es unauffällig ist, brauchst du dich dafür nicht zurückzuziehen, sondern kannst es sogar an der Bushaltestelle, im Wartezimmer beim Arzt, bei Arbeitsmeetings oder bei ähnlichen Gelegenheiten praktizieren.

Ablauf

1. Schritt: *Atme tief ein (lies den Abschnitt über die Atmung noch einmal aufmerksam durch).*

2. Schritt: *Halte die Luft an und spanne alle Muskeln an.*

3. Schritt: *Atme tief aus und lockere die Muskeln.*

Wiederhole das Ganze dreimal.

Tipp

Dieses Mittel tut Menschen mit Schlafstörungen gut, wenn sie die Übung im Bett durchführen.

Achtung!

Beim Anspannen der Muskeln ist es wichtig, den Vorgang mit Nachdruck auszuführen. Je fester du die Muskeln anspannst, umso tiefer ist die anschließende Entspannung.
Es ist sehr wahrscheinlich, dass dir bestimmte Körperregionen beim ersten Versuch nicht gehorchen. Trotzdem wird sich die Entspannung einstellen. Mit zunehmender Übung, wirst du bald feststellen, dass immer mehr Muskeln sich anspannen, die anschließend locker werden können.

12. TAG

Um wirklich voll und ganz die Erfahrung der Gelassenheit zu machen, muss die Beziehung zum Körper durch eine geistige Reflexion verstärkt werden. Diese Kunst, alle Aspekte unserer selbst in ihrer Gesamtheit einzubeziehen, lässt Frieden und eine wahrhaft gelassene Haltung in uns erstehen.

☺☺ Jederzeit ruhig und gelassen

Der Lotussitz

Ablauf

1. Schritt: *Setz dich auf den Boden. Der Rücken ist aufrecht, der Nacken gestreckt, das Kinn etwas eingezogen, die Schultern sind locker. Du kannst ein Kissen unter das Gesäß legen, um den Rücken leichter aufzurichten. Die Beine können je nach Beweglichkeit im Schneidersitz, im halben oder im vollen Lotussitz verschränkt sein. Für den Lotussitz lege den rechten Fuß auf den linken Oberschenkel und den linken Fuß auf den rechten Oberschenkel. Erzwinge jedoch nichts, sondern übe geduldig, bis du irgendwann so weit bist. Die Hände liegen etwa auf Nabelhöhe etwas gewölbt ineinander.*

2. Schritt: *Atme in dieser Haltung ruhig in den Bauch hinein und richte deinen Blick vor dich auf nichts Bestimmtes. Verharre in dieser ungewohnten und nach kurzer Zeit unbequemen Haltung, indem du versuchst, dich zu entspannen und weiterzuatmen. Das ist die Meisterleistung, die dich bei den ersten Sitzungen erwartet. Bewege dich hin und wieder.*

Von der ersten Sitzung an wirst du die Erfahrung innerer Stille, grundlegender Ruhe machen. Wenn dir diese Haltung körperlich nicht mehr schwerfällt, dann versuche, dich auf nichts zu konzentrieren. Lass die Gedanken einfach vorüberziehen und bleib eine Stunde lang so sitzen.

Positive Auswirkungen

Der volle oder halbe Lotussitz **fördert die Konzentration, das Erinnerungsvermögen und psychische Klarheit**. Der Herzrhythmus verringert sich, Ängste und Spannungen verschwinden. **Perfekt für die Selbstkontrolle**.

Test: Lebst du bereits Gelassenheit?

Dein Kind schenkt dir ein Bild zum Geburtstag, das ästhetisch nicht unbedingt überzeugend ist.

- ● Du achtest nicht auf die Ausführung der Zeichnung, das Bild kommt von deinem Kind, also ist es wunderschön.
- ◆ Du sagst ihm, dass seine Ungeschicklichkeit dich enttäuscht.
- ✶ Du betrachtest das Bild und denkst in diesem Moment, dass es dein Kind ist, das es für dich gemalt hat, stellst es dir bildlich beim Malen vor und bist tief gerührt.

Jemand rempelt dich unabsichtlich an.

- ◆ Du siehst rot und fragst in scharfem Ton, ob er keine Augen im Kopf hat.
- ✶ Du bist sauer, weil das Anrempeln schmerzhaft war, doch du beruhigst dich sofort, als du erkennst, dass die betreffende Person es nicht absichtlich getan hat.

12. TAG

- Du hast gar nichts gespürt. Dein Körper ist ohnehin nicht empfindlich, sondern hält so ziemlich alles aus.

Jemand bietet dir Pralinen an.
- Es schmeckt so gut, dass du alles aufisst – Pech für die anderen, für deine Figur und deinen Magen.
- Es schmeckt so gut, du probierst ein paar und genießt diesen magischen Moment, doch dann erinnerst du dich daran, dass du teilen musst, und vor allem, dass du nicht dein Hund vor seinem Futternapf bist.
- Auf keinen Fall wirst du sie probieren; man darf sich schließlich nicht gehen lassen und sich mit Süßigkeiten vollstopfen.

Deine ◆-Antworten überwiegen: *Du lässt dich leicht mitreißen, bist impulsiv und lässt dir nicht genügend Zeit, um nachzudenken, bevor du handelst. Wenn du dir deiner etwas unvernünftigen Einstellung bewusst wirst, ist das schon ein großer Schritt.*

Deine ●-Antworten überwiegen: *Aber wo bleibt denn dein Körper, deine sensible Beziehung zum Leben? Vergiss nicht, dass Vernunft nicht das Einzige ist, was uns ausmacht. Die Körper-Geist-Beziehung sollte ausgewogen sein.*

Deine ✶-Antworten überwiegen: *Deine Vernunft bringt deine ersten Reaktionen ins Gleichgewicht. Du kannst einfaches, kurzfristiges Vergnügen zugunsten einer umfassenderen Sichtweise aufgeben. Eine achtsame, gelassene Haltung ist in Reichweite. Achtung, um sie zu stärken, müssen wir akzeptieren, dass manchmal die Vernunft die Oberhand gewinnt, manchmal der Körper. Strebe nicht nach vollkommener Ausgewogenheit.*

KURZER CHECK-UP

Hat sich meine Gelassenheit bereits weiterentwickelt? Welche Ziele habe ich mir gesetzt, um sie zu verbessern?

12. TAG

Die zehn Gebote der Gelassenheit

Gelassen mit sich und anderen leben

1. Ich akzeptiere, dass ich ein menschliches Wesen bin, mit einem empfindsamen Körper und einer entsprechenden Psyche, für die ich Sorge tragen muss.

2. Ich akzeptiere, dass ich für mich und die Welt wichtig bin.

3. Ich akzeptiere, dass ich eine einzigartige Identität besitze, die aus Unzulänglichkeiten und positiven Eigenschaften zusammengesetzt ist.

4. Ich akzeptiere, dass ich unvollkommen, also ganz menschlich bin.

5. Ich akzeptiere, dass andere wie ich sind: unvollkommen.

6. Ich akzeptiere, dass andere nicht ich sind, sondern sie selbst.

7. Ich akzeptiere, dass andere, ebenso wie ich, in Entwicklung begriffen, veränderlich, unersättlich sind und dass ich sie häufig nicht verstehe.

8. Ich versuche nicht mehr, andere zu verändern, sondern bewahre diese Energie für meine eigene Weiterentwicklung auf.

9. Ich nehme Unterschiede an; sie bereichern mich, ohne dass ich mich von ihnen überwältigen lasse.

10. Ich akzeptiere, dass andere, ebenso wie ich, freie Menschen sind. Ich lasse – oder besser: Ich gebe – ihnen die Hilfsmittel, um diese Freiheit zu leben.

BÜCHEREMPFEHLUNGEN

De Smedt, Marc: *Das kleine Übungsheft – Meditationen für jeden Tag,* Trinity, München 2015 (4. Aufl.)

Friedrich, Anne: *Achtsam leben. Woche für Woche zu mehr Gelassenheit und Ruhe,* Tischaufsteller, Scorpio, München 2014

Hoffmann, Ulrich: *Mini-Meditationen,* Gräfe und Unzer, München 2014 (3. Aufl.)

Höfler, Heike: *Atem-Entspannung: Soforthilfe bei inneren und äußeren Spannungen. Über 70 einfache Übungen,* Trias, Stuttgart 2015

Karven, Ursula: *Yoga für dich und überall: 60 unglaublich nützliche Übungen – für jedermann und jeden Tag,* Goldmann, München 2009

Kotsou, Illios: *Das kleine Übungsheft – Achtsamkeit,* Trinity, München 2014 (4. Aufl.)

Mayer, Heike: *Achtsam leben. Das kleine 1x1 für ein Leben im Hier und Jetzt,* Scorpio, München 2015 (2. Aufl.)

Pigani, Erik: *Das kleine Übungsheft – Entschleunigen,* Trinity, München 2014 (3. Aufl.)

Poletti, Rosette/Dobbs, Barbara: *Akzeptieren, was ist. Loslassen und inneren Frieden finden,* Scorpio, München 2015 (2. Aufl.)

Van Stappen, Anne: *Das kleine Übungsheft – Lebensfreude im Alltag,* Trinity, München 2013

Mein ✶ *Wohlfühl-Coach* ✶

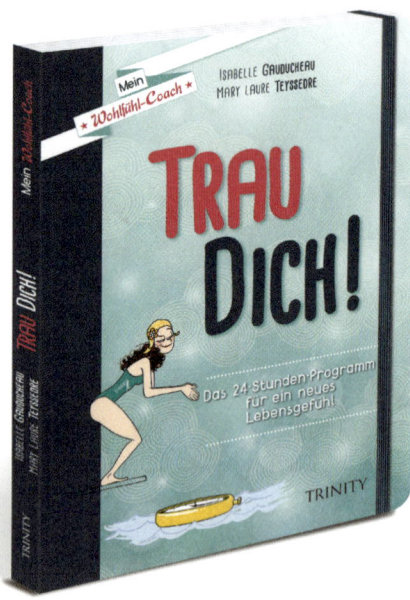

Broschur in Moleskine®-Optik
durchgehend vierfarbig
mit 23 Illustrationen
128 Seiten
ISBN 978-3-95550-141-9

Zeit für eine Veränderung? Wer gute Vorsätze umsetzen will oder vor einer beruflichen oder privaten Herausforderung steht, kann Unterstützung gebrauchen. Hier kommt das Kurzprogramm, das beweist, dass fundierte, zeitgemäße Psychologie Spaß machen kann: die wirksamsten Techniken, von Motivationsprofis alltagsnah umgesetzt. Ein Buch, das zum Mitmachen anregt, mit zahlreichen Tests und Seiten zum Ankreuzen und Ausfüllen.